中医药畅销书选粹·入门进阶

汤头技巧速记

韩　玉　杨兴云　编著

中国中医药出版社·北京

图书在版编目（CIP）数据

汤头技巧速记/韩玉，杨兴云编著．—2版．—北京：中国中医药出版社，2012.1

（中医药畅销书选粹．入门进阶）

ISBN 978-7-5132-0654-9

Ⅰ.①汤…　Ⅱ.①韩…②杨…　Ⅲ.①方歌-汇编
Ⅳ.①R289.4

中国版本图书馆CIP数据核字（2011）第229202号

中国中医药出版社出版
北京市朝阳区北三环东路28号易亨大厦16层
邮政编码　100013
传真　010 64405750
北京市泽明印刷厂印刷
各地新华书店经销
*
开本880×1230　1/32　印张9.25　字数245千字
2012年1月第2版　2012年1月第1次印刷
书　号　ISBN 978-7-5132-0654-9
*
定价　16.00元
网址　www.cptcm.com

如有印装质量问题请与本社出版部调换

社长热线　010 64405720
购书热线　010 64065415　010 84042153
书店网址　csln.net/qksd/

出版者的话

中国中医药出版社作为直属于国家中医药管理局的唯一国家级中医药专业出版社，自创办以来，始终定位于“弘扬中医药文化的窗口，交流中医药学术的阵地，传播中医药文化的载体，培养中医药人才的摇篮”，不断锐意进取，实现了由小到大、由弱到强、由稚嫩到成熟的跨越式发展，短短的20多年间累计出版图书3600余种，出书范围涉及全国各级各类中医药教材和教学参考书；中医药理论、临床著作，科普读物；中医药古籍点校、注释、语译；中医药译著和少数民族文本；中医药政策法规汇编、年鉴等。基本实现了“只要是中医药书我社最多，只要是中医药教材我社最全，只要是中医药书我社最有权威性”的目标，在中医药界和社会上产生了广泛的影响。2009年我社被国家新闻出版总署评为“全国百佳图书出版单位”。

为了进一步扩大我社中医药图书的传播效应，充分利用优秀中医药图书的价值，满足更多读者，尤其是一线中医药工作者的需求，我们在努力策划、出版更多更好新书的同时，从早期出版的专业学术图书中精心挑选了一批读者喜欢、篇幅适中、至今仍有很高实用价值和指导意义的品种，以“中医药畅销书选粹”系列图书的形式重新统一修订、刊印。整套图书约100种，根据内容大致分为七个专辑：“入门进阶”主要是中医入门、启蒙进阶类基础读物；“医经索微”是对中医经典的体悟、阐释；“名医传薪”记录、传承名医大家宝贵的临证经验；“针推精华”精选针灸、推拿临床经验；“特技绝活”展现传统中医丰富多样的特色疗法；“方药存真”则是中药、方剂的精编和临床应用；“临证精华”汇集临床各科精妙之法。可以说基本涵盖了中医各主要学科领域，对于广大读者学习中医、认识中医和应用中医大有裨益。

今年是“十二五计划”的开局之年，我们将牢牢抓住机遇，迎接挑战，不断创新，不辱中医药出版人的使命，出版更多、更好的中医药图书，为弘扬、传播中医药文化知识作出更大的贡献。

中国中医药出版社

2012年1月

内容提要

汤头的记忆是广大中医初学者所面临的难题，怎样才能巧妙、迅速、牢固地记住大量的方剂？本书融歌诀法、类比法、联想法为一体，歌诀法多为七言韵语，朗朗上口；类比法可在理解的基础上加深记忆；联想法通过药名文字的变换、谐音，组成有趣的词句。

全书收录主方 376 首，主方同名方、衍生方等 337 首，合计 713 首，可供中医初学者参考使用。

中医处方的风格和美学问题

代　序

风格（Style）一词的含义很广，在社会生活中，泛指“人的思想行为特点”。《经籍纂诂》训释风字为“采也”、“放也，气放散也”，格字为“旧法也”、“度量也”、“标准也”。因此，风格二字就有风度性格的意思。就他人而言，风格具有鲜明的个性，就自我而言，风格又有其“相对稳定的共性”。我国古代文献中，往往用“风骨”、“体性”、“品格”或“风貌”等词汇来表述作家和作品的风格。

中医学植根于我国各族人民的社会生活中，处方和一切文学艺术作品一样，也有各自的风格，它记载着我国历代科学文化的昌明和进步，记载着中国医学史的源流和发展，反映古往今来医学流派和著名医学专家的不同个性和学术特征。探讨中医处方中的风格问题，必将有助于我们从理论与实践结合的环节上了解医者临证认识疾病、处理疾病的思路方法和逻辑规律，增进对千姿百态的有效处方的审美鉴别和综合分析能力；有助于我们深刻认识悠久历史条件下，丰富多彩的中医学术流派，看到中华民族所独有的伟大的医学科学特色，从而提高我们的医学理论修养和实际工作的能力。

一、中医处方风格的涵义、形成和体现

（一）处方风格的涵义

中医处方风格，是祖国医药学发展过程中形成的必然现象。历代著名医家的学术观点，不仅通过他们的医学论著昭传于世，而且更多地通过他们大量的临证处方，从内容到形式都反映出各自与众不同的个性，形成独具一格的学术风格。所以我认为：处方即其人！东汉医学大师张仲景，之所以被古今医

家尊为医圣，就是因为他确立了辨证论治的系统理论，制定了理法方药相统一的原则。他对后世留下了“功力高万世，风韵垂千古”的宝贵遗产——经方之祖的《伤寒杂病论》方(其中《伤寒论》收载113方，《金匮要略》226方，两者互有复出。)

通过处方风格研究，对历代名医学术思想的形成和发展会有更加深入的了解，有利于指导临床实践。

通过处方风格研究，可以了解原作者在辨证施治过程中所体现的理法方药相统一的原则和遣药组方时的思维逻辑规律，有利于借鉴传世名方的结构技巧和化裁方法。

通过处方风格研究，不仅有益于继承，而且有利于发展，经过不断的实践，可以创造出更多新的处方、新的风格，从而对中医临床科学的发展，作出新的贡献。

千百年来，人们正是从研究仲景学说，学习经典方剂中，领略了伤寒学派的严谨高雅，雄浑端庄的处方风格，从探讨明清以后的各家方案中，体会到温病学派的轻灵纤巧、活泼机变的用药特色。

(二) 处方风格的形成

处方风格反映医者的个性，而个性的形成，既有社会客观的因素，又有个人主观的因素。风格和医者所处的历史环境，师承家传或自学私淑所形成的知识结构，临床实践中逐渐培植出来的胆识技巧，经验修养，即理论素质和临床心理等主客观因素，都有密切的关系。

古代文学界对文学风格形成的认识，值得我们医学界参考。如曹丕强调气质，他在《典论·论文》中说：“文以气为主”，而刘勰《文心雕龙·体性》提出“才能庸俊，气有刚柔，学有浅深，习有雅郑”，把风格的形成，归纳成才（才能知识)、气（气质胆略)、学（学术修养)、习（实践习染)四个方面，显得更加全面和合理。

“反复实践出真知，大疫重症育良医。”任何坚持实践的临床专家，总有自己独特的学术见解，也总会形成自己的处方风格，而观点接近，风格相似的学者，在一定的历史条件下，又会形成共树一帜的医学流派，不同学派的争鸣，进一步促使新的风格、新的学派诞生，不断地推动着中医学术的向前发展。

（三）处方风格的体现

处方的风格可以从内容和形式两个方面体现出来。

处方的内容，是处方的指导思想，反映出医者的学术观点，处方的表现形式，就是药物的组合配伍，反映出方剂的结构技巧。内容通过形式得以体现，形式依赖内容得以成立，两者是一个统一的整体。好的处方，并非杂药堆砌，而是一座高雅的建筑，是一首写满音符的歌。它应该在切合辨证的前提下，选药精炼，配合有度，序列工整，神韵俱备，能够最大限度地发挥药物的治疗作用。

学术观点即辨证主题，是处方风格的灵魂，例如：宋金名医张从正，力主“病由邪生”，“邪去而元气自复”，故拟方用药主攻邪，擅汗吐下；李杲主张“益气升阳散阴火”，乃有补中益气、升阳益胃、清暑益气等名方传世。明张介宾，尚阴阳水火之说，于是善用温润为其一绝。如对其一病证的病理病机有特殊见解者，必有特殊的处方对策。喻昌根据《内经》“燥湿则干”，指出“有干于内而精血枯涸者，有干于津液而营卫气衰，肉烁而皮着于骨者。”进而发明清燥救肺汤。叶桂从“脾喜刚燥，胃喜柔润”创甘寒益胃方法。王清任对中风偏瘫认为是“实因气亏致半身不遂”，乃有“元气亏五成，下剩五成”之说，独创补阳还五汤，结构上也是气药少而量独重（一味重四两），血药多而量畸轻（六味共七钱半）。甚或因善用某药，世传其谑名者，如张介宾之称张熟地，近人张锡纯之称张石膏等等皆是。可以说病得之于偏颇，方药立于偏颇，不偏不成大家，名医名论名方，必有其偏颇之处，用之得当，正是其高明奇妙之处。

疾病的多样性，带来了辨证施治的多样性，也造成了处方风格的多样性。因此，风格也不是一成不变的，善用清凉的温病学者，不乏温补助阳的方例；工于经方的伤寒学者，也有运用轻清宣泄的方例，关键就在于辨证施治。

二、中医处方的美学特征和基本规律

（一）处方中的美学特征

歌德说："建筑是凝固了的音乐！"如果把处方用药向美的概念抽象升华，那么，它的配伍结构原理，实是一种技巧精湛的建筑，是一种充满了韵律节奏的奇妙音乐。当然，它和建筑或音乐的形声美不同，有着自己独特的科学工艺之美。

处方有其自身的旨趣，即立方的宗旨和医者的风格，结构巧的意味谐趣。一张处方书写排列所具有的形态美，药物相互配合后所赋予的结构美，前者舒展于外，一看便知，后者含蓄于内，也可审察体会。反映处方旨趣的形态美或结构美，正是它的神韵所在，也是处方独有的美学特征。

历代医家，尤其是清代名医，特别注意形态美。如书写药名，仅白芍一味，就写出杭白芍、生白芍、炒白芍、酒洗白芍等等，有时突出品种，以求地道，有时突出炮制方法，以别主治功能，既美观又实用。方药排列，也根据君臣佐使，秩序井然，往往主药冠于方首，引经使药殿后，主病主证以外的兼病兼证用药，出入化裁于处方之中，不但使人一目了然，而且极易看出医者辨证用药时的思维逻辑规律。

内在的结构美，虽然含蓄不露，但也不难领会。如仲景真武汤中用白芍，通摄互施，在温阳化气法中相反相成；丹溪虎潜丸用干姜，大队滋阴药中显出寓动于静，刚柔相济之妙；后世阳和汤，温润补益剂中加一味麻黄，更突出阴凝阳和，彻里达外的奥旨；景岳济川煎治便秘，以当归、苁蓉、升麻、枳壳、泽泻、牛膝并用，则寓通于补，寓升于降之法已跃然纸上。历代名医都有运用药对的习惯，因为药对几乎能够全面地发挥药物的四气五味、升降浮沉、气血阴阳、刚柔动静、虚实补泻、须使畏杀及相反相成、通摄兼施等配伍功能，体现了内容和形式美的高度一致，用起来也很方便。

（二）处方中的美学规律

1. 相对稳定的程式　中医处方，有着很强的传统性、稳定性和程式性。就形式而言，受着社会习俗的制约和影响。过去文书印刷用竖排，度量衡沿用旧市制，因此中医传统也是竖行处方，剂量用两、钱、分；近时文书横排印刷，处方药名遂改横写，计量改用国际统一单位，剂量以克为单位。竖写时常以三四味药为一排，改横写后，随方笺布局，有的仍袭用三味一排，有的改为两味一排，三味两味，每由自己的书写习惯而形成相对稳定的形式。余如炮制方法、煎煮方法，在药名中写明，如生甘草、黄芩炭、醋柴胡等，或旁注于药品之右上方，都有一定的格式。就结构而言，大致有两大类：其一为简明式。如太阴病，腹满时痛，自利而口不渴，用理中汤，若兼郁热，再加黄连成连理汤；或脾气不足用四君子汤，兼痰湿加夏陈，见胃寒更加香砂；有是证用是药，简洁明了。其二为隐秀式。结构比较含蓄，能充分发挥药物配伍的作用，又能从中检验医者的学问功力，有时直接运用复方技巧，取前人名方的某一部分为我结构所用，于证情复杂者用之颇惬，叶天士最擅此法。如《未刻本叶氏医案》中“食下拒纳，此属反胃”。方用旋覆花、半夏、吴萸、代赭石、茯苓、川连，聊聊数味，却包含着旋覆代赭、左金、小半夏加茯苓、二陈多张方意在内，方方紧扣主题，令人有多一味累赘，少一味不可之感。至于古人治病求本之方，如不寐用半夏秫米，痰饮用苓桂术甘、金匮肾气；以及胃关煎中用熟地、炮姜，治脾肾两虚腹泻；达原饮中用草果、知母，治温疫邪伏募原，都是隐秀内涵的好方。

2. 和谐一致的原则　中医历来有“大、小、缓、急、奇、偶、复”七方之分，无论何类处方，只要一方用两药以上，总有主次之别，所以方剂组成，强调君臣佐使。寒热温凉、补虚泻实，随辨证而施治，有时因病情需要而对偶反佐，也必须符合辨证主旨，结构上遵守和谐一致的原则。如内有实热，可用苦寒直折，亦须区分脏腑三焦，分经取舍。即使辨证用药与辨病用药互参，也应选择得当，不能任意滥用。曾见治湿热痢用白头翁汤加蒲公英，治感冒发热用桑菊饮加紫雪丹，不但不符合病机药理，也破坏了处方本身的和谐，影响疗效，贻笑大方，甚至引邪深入、恋邪伤正。必须指出，一张好的处方，既要选药精炼，配合有度，也应在各种药品的剂量上，注意功效，分别主次，孰轻孰重，当随证情需要而异。此外，暴病纠偏，药用可偏峻，久病调理，药用宜偏缓。若扶阳救逆固脱乃应急措施，当大刀阔斧，救危难于顷刻。脏腑亏损不足或时病湿温缠绵，均无朝夕之功，就不可急于求成。凡选药不当，或组方不循辨证机理，或用药不合法度，畸轻畸重者，皆非和谐所宜，应力求避免。

3. 进退裁变的规律　病无常形，医无常方，处方用药，必当随病证变化而异。大凡病性趋势有三，即进、退、稽滞，方药同样或进、或退、或坚守。病进药进尚易，以退为进则难。病情缠绵留恋，守方坚持最难，非把握阵势，老练沉着者，极易朝秦暮楚，频频更方，甚至舍辨证而东西抄袭，病难愈而计已穷。

音乐是动态的美，在时空流动中运用音响的抑扬顿挫。如果说西方建筑是“凝固了的音乐”，那么中国古典园林利用断续空间表现的曲径洞门，回廊飞檐，小桥流水，步移景变，已是“流动中的音乐”了。文章赖铺陈伏笔而展开，书画赖天地左右的空白而美在其中。处方本身似乎是静止的，结构之美也似乎是静态之美，但是，如果处方的结构能够充分发挥药物配伍而产生特殊的功效，那么它就对以后随着病势变化而进退加减留有斡旋的余地，处方也因而使人感到静中寓动，有了活泼的生气。经典方剂所以为中医所尊崇，就是因为它的结构技巧，由于它能够作为祖方加减化裁，对临证提供更多的效用。如钱乙六味地黄丸脱胎于仲景肾气丸，三补三泻的结构较之纯属蛮补的处方自然有天渊之别，而且随证裁化，进退自如，就是运用经方，发展经方很成功的例子。

三、运用美学规律，创造新的风格，促进中医学术流派的革新和发展

（一）处方美、风格和流派的统一关系

不同处方从形态美和结构美反映出来的神韵和个性，是处方独有的美学特征所在，也是构成处方风格的基础。因此，在某种意义上讲，风格是医生运用处方中美学规律所形成相对稳定的个性。学术流派的产生是医学发展过程中的必然现象，没有医者的个人风格，不可能形成学术流派，没有相当数量的学者，坚持和表现相似的风格，也不可能形成学术流派。当然，我们是从处方这个角度来认识问题和分析问题的，流派的形成，并非只能局限于临床处方一个方面，只是因为中医理论来源于实践，中医科学是一门实践性很强的科学，历代有真知灼见的中医学者，都是临证处方的高手。他们有的即使没有更多的论著方书传世，但在生平处方用药的规律中，朴实自然地反映了他们的学术观点和学术风格。可以说，临证实践是中医理论的源泉，美的处方是中医风格的集中体现。

流派的形成原因很多，首先是在一定的社会历史条件下，学术观点相同的医者共同努力创造学术群体的结果。师承和家传是过去产生学术群体和形成流派最主要的原因。中医教学，历来强调随证抄方，口传心授，强调在实践中继承和发展。

同时，中医学派的形成，是在学习经典医著，汲取各家之长，然后通过反复的临证实践，提出自己的主张，或依附张扬某一名家之说，或申述展开个人独得之见，在学术争鸣的过程中，维护大致相同的观点，终于在祖国医学的历史长河中脱颖而出，开拓成一脉为人瞩目的支流。许多学者虽然未经师门教授，却能在自学或私淑中继承和发展某一学术流派，就是因为他们有相似的知识结构，相似的治学方法和相似的学术风格

之故。

中医学术流派的形成，还必须在实践中涌现出有系统的理论、突出的风格的医学大师，成为这一流派的领袖和旗手，而能够担当流派代表的学者，从其临证实践方面来看，必然有其学术风格和处方美所赋予的魅力，并为当代或后世所公认。要形成流派的核心，就要有胆有识，有继承，有发展。如清代刘熙载在《艺概》中说："大要有二，曰：阐前人所已发，扩前人所未发。"

（二）运用美学规律，创造新的风格，促进中医学术流派的革新和发展

社会在进步，科学在发展，中国医药学必将以它独有的风姿，屹立于世界医学之林。

我们应当自觉地运用美学规律，鼓励在学术争鸣中创造更多新的风格，充分发挥我国社会主义制度的优越性，促进学术流派的革新和发展。

我认为：既有传统的色彩，又有时代的特征，既有民族的形式，又有崭新的内容，才是当今中国医学应有的面貌。

1. 传统的色彩，民族的形式

任何新的学术思想、观点、风格和流派的形成，必然受到它先前整个医学发展过程的影响和制约；任何一个善于创新的天才，也总要在培养他成长的环境中，在奋斗创新的道路上反映出中华民族的文化生活、语言文字、风俗习惯和性格的共同色彩，体现出美学规律的逻辑性、传统性和民族性，也就是继承性。当然，这种继承是从民族传统中取精抉微，汲取营养要素，而不是盲目地模仿，无批判地继承。方药可以取舍，理论可以发展，正是为了"超以象外"，必先"得其环中"。为了有所创新，就一定要鼓励继承，只有高水平地继承，才有高水平地创新。正确的继承是创建任何一座摩天大楼所必须打好的坚实基础。

2. 时代的特征，崭新的内容

生命在运动中发展，科学在革新中前进。继承只是手段，在发扬光大中不断创新才是目的。

处方要在病证的演变中加减出入，直至完全变更原来的药物结构以适应新的病理态势；风格随着疾病的多样化而不断变易，直至显示出新的特色；流派也会在新的风格、新的学术思想指导下不断地革新和发展。温习中国医学的历史，从后汉张仲景《伤寒论》到清代叶天士的《温热论》，上下几千年的漫长岁月，其学术思想的演变，恰恰只是变更了一个字——即从一个“寒”字，变成了一个“温”字，也正是这鲜明的一字之差，有力地说明了，不同时代特征所形成的不同的学术内容。

当今时期，科学技术已经发展到了一个前所未有的崭新时期，中国医学的发展和进步，必然要在汲取民族传统营养的同时，从反映当代进步文明的世界科学新成果中，汲取丰富的养料，在创造革新中不断充实和丰富自己的学术内容。

为了发展中医，要鼓励高水平的继承，要按中医自身成才的规律，把中医经典著作和各种学派已有的学术理论和经验，作为提高新一代中医素质的必修教材。要善于发现和培养各种风格流派的学术带头人，使他们能够在新的历史条件下集结起一大批团结在他们周围的中医学者，举起新的学派的大旗，向新的科学高峰进军！

为了发展中医，不仅要在教学、科研队伍和论文专著中发现新的人才，更要在千军万马的临床队伍中，从不可胜计的中医学者中发现善于革新的有识之士，只有亲历艰苦的实践，才会形成新的风格，才能真正运用美的规律，去指导新的实践。

为了发展中医，除了培养人才，建设基地，还要发扬学术民主，开展学术争鸣，尤其是要破除迷信，从法律和制度上，防止狭隘宗派主义和学阀作风，鼓励有真才实学的无名小卒立论创新。既要防止只重撰文著书不重临证实践的倾向，也要克服大多数中医只是埋头临证，不善于总结经验、著书立说的倾向。除了启迪后学的集大成之作外，宁可更多地鼓励像《医林改错》、《理虚元鉴》那样充满真知灼见而又风格鲜明的小本子，不必盲目推荐那些动辄数十万言，毫无风格，拼凑抄袭的大部头。

韩玉、杨兴云同志编著的《汤头技巧速记》一书，是一本系统学习中医方剂记忆的指南，作者思维与方法富有创新性，它继承和发扬了“汤头歌括”的记忆优势，博采了现代方剂趣味记忆的快捷特点，延伸了方剂类比、衍生而不断发展的广阔前景。对于中医临床实践运用、方剂再创造、方剂规律探讨和记忆诸方面都有一定的指导意义，读者可以从本书中具体的领略到祖国古今中医处方的风格和美学问题。

为迎接我国医学史上又一新纪元的到来，让我们共同努力奋斗！

张绚邦

1997 年 3 月于新疆中医学院

前　言

“汤头”是方剂的俗称，又称处方、药方。“技巧”乃方法、窍门而言。如何巧妙、快速、牢靠地掌握大量方剂的记忆，是一门方法学。愿每位热心的读者通过本书的阅读，能帮助你开启自己的记忆闸门。

方剂是中国医药学的重要组成部分，是一门年轻而又古老的学科。古今方剂，汗牛充栋。仅全国通用的 13 门中医教材里选收的方剂就达 1700 首之多。一般说来“教材所选方剂，都是经过无数次实践证明其疗效，并能示人以规矩，而方证也是结合实践予以归纳的”，所以只要按照教学大纲要领，对其必须熟悉掌握的重点方剂 160 多首（目录中加●表示）进行强化记忆也就可以了。但是为了扩大每一个实践者的视野，使其举一反三，掌握更多的方剂，编者以《中医临床手册》附方为蓝本，据《中医大辞典·方剂分册》考证，节选出主方 376 首，主方同名方（同名方三个以上者略），衍生方等 337 首，合计 713 首，供临床使用参考。

记忆是一个联想活动。方剂记忆，传统方法是背诵汤头歌诀。歌诀中常以七言多见，易诵易记，对初学者尤为适宜。这方面当推汪昂《汤头歌诀》及《增辑汤头歌诀正续集》为著称。如第 83 方清胃散“清胃散用升麻连，当归生地牡丹全，或益石膏清胃热，口疮吐血及牙宣”。方歌只有 28 字，便囊括了方名，组成功效，所治病证及主证加减几个方面。还有一些医家在编写方歌时，强调了药物用量。如第七方，陈修园桂枝汤歌“项强头痛汗憎风，桂芍生姜三两同，枣十二枚甘二两，解肌还籍粥之功”。同样 28 个字，内含了方剂的药量、组成、功效、主治及服法。这些都不失为学习记忆方剂的好方法。但是方歌的缺点，往往是为了追求韵律，有时需要添加许多虚词，格调单一呆板，相互之间没有什么联系，很难引发人们的联想，更构不成形象、趣味等。所以完全是一种机械的记忆方式，只有经常反复背诵，才可能记住，有时丢掉一名就完全想不起来了。较之歌括记忆递深一步的是类比法，古人称“类方”，如徐灵胎《伤寒论类方》，王旭高《类方歌注》等。类比记忆是当前方剂记忆的一种常用方式。

类比记忆法可加深对方剂的理解，在理解的基础上又加深了记忆。同类方剂类比如：第 49 方半夏泻心汤及附方生姜泻心汤、甘草泻心汤，组成均为半夏、干姜、黄连、黄芩、人参、甘草和大枣。和胃消痞，治心下痞。但半夏泻心汤以半夏为君，辛开苦降，治寒热互结之心下痞；生姜泻心汤以生姜为君易干姜，可散水气治水热互结之心下痞；甘草泻心汤以甘草为君，可补中气，治再度误下，胃气重虚之心下痞。又如第 12 方银翘散和 13 方桑菊饮，两方组成均有辛凉解表药薄荷、连翘、桔梗、芦根、甘草等。疏风热，同治身热、口渴、咳嗽、苔薄白，脉浮数等证。不同点在于银翘散伍芥穗、豆豉、牛蒡子，银花、竹叶重疏风解表，清热解毒，治偏于卫，热毒伤津明显者，为辛凉平剂；而桑菊饮伍桑叶、菊花、杏仁疏散风热，宣肺止咳，治偏于肺，但咳为主，肺失宣降者，为辛凉轻剂。这说明同类方剂中，均含一定量的相同作用的药物，功效相同，故可用于同类病症的治疗，但又配伍不同药物，或主药及量的变异，都可使方剂的功效改变，所治则有偏重。与不同类方剂的类比如：第 45 方和解剂四逆散与 131 方祛寒剂四逆汤，同治厥证，都用甘草。纵观四逆散以柴胡枢转气机，疏解郁结，枳实舒畅气机，芍药益阴和里治邪在少阳，阳郁不伸之四逆；四逆汤以附子、干姜回阳救逆，治邪在少阴，阳气衰微，阴寒内盛之厥逆，有所不同。通过主治证的分析，可以了解到相同病证的病因病机及其相应的立法，组方，为辨证论治开拓思路。衍生方，经常以某方为基础（或称基本方)，如第 261 方，六味地黄丸是补阴基本方，衍生出知柏地黄丸、杞菊地黄丸、麦味地黄丸，补肾地黄丸，都气丸等。总之，类比记忆法是临床医师最常用的一种形式。我们说，某某大夫善治妇人病，长于逍遥散加减等，都是这种方法的再实践和创造。

联想法记忆的编写主要是通过药名文字的变换和用谐音关系，加以形象化，拟人化等，从而组成富有“奇特”，“故事”，“趣味”性的词句，便于记忆。利用中药名的称谓及其对药在编写中发挥了较大效益，如甘草有“国老”之称，大黄有“将军”之称，桔梗有“舟辑”之称，另仲景善用对药生姜、大枣、甘草以三表示。例如第 3 方，麻黄连翘赤小豆汤，由麻黄、连翘、赤小豆、杏仁、炙甘草、梓白皮、大枣、生姜 8 味药组成。通过联想后编成“三个白痴抢杏子，连跳带骂”。拟人化形象，生动，易记忆。(三——对药姜、枣、草，白——梓白皮，痴——赤小豆、杏子——杏仁，连跳——连翘，骂——麻黄)。又如第 29 方，大黄牡丹汤，编成“将军推销丹东桃”。(将军——大黄，销——芒硝，丹——丹皮，东——冬瓜子，桃——桃仁)。可以这样联想“一位将军患了肠痈，经服丹东的桃仁治好了，所以这位将军推销丹东的桃仁给所有患肠痈的人”。自然记住了这首方剂的组成主治。如果时间长了，只要有人提起肠痈或者将军为什么会卖丹东桃呢?便会立即回忆起来，有终身不忘的效果。

联想记忆的主要缺点是：重视药物组成、忽略了方义解释。谐音字义容易彼此互串，初学者往往弄不清“黄”是黄芩还是黄连，“山”是山药还是山芋。这说明记忆方剂只有在理解的基础上，结合实际运用，才不至于回忆时出现脱钩或错挂现象。如第 72 方黄连解毒汤，泻火解毒，治三焦热盛，联想为“秦柏连山”。而第 89 方白头翁汤，清热化湿，凉血止痢，治热痢下重，腹痛便血证。联想成“秦柏连是个白头翁”。两方联想均用“秦”字，一指黄芩，一指秦皮，容易混淆。但理解方义后黄连解毒汤必用黄芩，因其清热泻火。白头翁汤自然用秦皮清热止泻，这样就不会混淆了。

概括起来说，方剂记忆，无论是歌诀法，类比法，还是联想法，只有在加深理解方剂意义的基础上，才能有效地运用一种或多种形式，牢靠有效地掌握方剂的组成和功用，增加方剂的数量。祝每一位读者。百尺竿头，更进一步。

还有一点需要说明的是，方剂的用量必须注意。处方的用量是实践者的经验结晶。由于用量不同，虽然组成药物不变，但其主治功效则有变化，方剂命名亦有变换。如第27方小承气汤：大黄四两，厚朴二两，枳实三枚，轻下热结。若大黄四两，厚朴八两，枳实五枚则以和为度，更名为厚朴三物汤；若大黄六两，厚朴一只，枳实四枚功效化饮消满，易名为厚朴大黄汤。所以编者在方后加注了药量，附记中选录了命名，供读者参考研究。

本书的编写得到了军内外专家教授的大力支持和帮助。新疆中医学院院长张绚邦教授惠赐《中医处方的风格和美学问题》一文，列于卷首，对于学习理解记忆方剂有承先启后的作用。第一军医大学中医系方药教研室朱玉祥教授对本书作了详细的审定。兰州军区军医学校杨毓青教授、解放军273医院原院长副主任医师赵长全、塔里木石油勘探开发指挥部科技处车建民副处长及龚福华高级工程师等给予了热情的鼓励和支持。因而促使了本书的顺利出版，在此一并表示最诚挚的谢意。

《汤头技巧速记》借助众人智慧汇编成册，非一人所为，在此向主要参考书目《中医大辞典·方剂分册》、《趣味方剂记忆手册》等书的编委及作者们，向为本书出版曾付出过辛勤劳动的同志们表示感谢。

由于编者水平所限，书中错漏，不妥之处难免，敬请广大读者和同道们提出宝贵意见，以便重印，再版时纠正（改正）。

编者

1997年4月

目　录

一、解　表　剂

（一）辛温解表方

1. **麻黄汤**（《伤寒论》方）

功效：发汗解表，宣肺平喘。

主治：外感风寒表实证。

组成：麻黄去节三两（9g），杏仁去皮尖七十个（9g），桂枝二两（6g），甘草炙一两（3g）。4 味。

【记忆】

（1）歌诀法：

七十杏仁三两麻，一甘二桂效堪夸；
喘而无汗头身痛，温覆休教粥到牙。

（2）联想法：干妈姓桂。

注：干——甘草，妈——麻黄，姓——杏仁，桂——桂枝。

【附记】

（1）方名释：方剂命名法 1，以方剂的主要药物麻黄君药得名。

（2）同名方有五，组成不同，功效不一。详见《中医大辞典·方剂分册》（余同名方皆同）。

（3）麻黄加术汤（《金匮要略》方）：麻黄汤加白术四两（12g）。功效：发汗解表，除湿利水。主治：湿家身烦痛者。

（4）三拗汤（《太平惠民和剂局方》卷二方）：麻黄汤易桂枝加生姜 5 片。功效：发汗解表，祛风定喘。主治：感冒风邪或伤风伤冷，咳痰胸满者。

（5）大青龙汤（《伤寒论》方）：麻黄汤加生姜三两（9g），大枣 4 枚，石膏 24g。功效：发汗解表，清热除烦。主治：表实里热证。

(6) 麻杏苡甘汤(《金匮要略》方):麻黄汤易桂枝加苡仁12g。功效:发汗解表,除湿舒筋。主治:外感风湿,一身尽痛,午后热甚者。

2. 华盖散(《太平惠民和剂局方》卷四方)

功效:发汗定喘,止咳化痰。

主治:外感风寒,发为哮喘喘促不得卧者。

组成:炒杏仁、麻黄、炒苏子、赤茯苓、炙桑白皮、陈皮各一两(30g),炙甘草半两(15g)。7味。

【记忆】

(1) 歌诀法:

华盖麻黄杏橘红,桑皮苓草紫苏供;

寒肺痰咳气不利,此方一剂金自鸣。

(2) 类比法:麻黄汤类方。基本方易桂枝加紫苏、橘红、赤茯苓、桑白皮。

(3) 联想法:紫赤红白麻黄汤,不要贵。

注:紫——紫苏,赤——赤茯苓,红——橘红,白——桑白皮,麻黄汤(略)去桂枝(贵)。

【附记】

方名释:方剂命名法6,"肺为诸脏之华盖",本方是治风寒哮喘的宣肺良方,故名华盖散。

3. 麻黄连翘赤小豆汤(《伤寒论》方)

功效:发汗除湿,散热解毒。

主治:伤寒瘀热在里,小便不利,身发黄者。

组成:麻黄去节二两(6g),杏仁去皮尖四十个(6g),炙甘草二两(6g),连翘(即连翘根)二两(6g),赤小豆一升(30g),生梓白皮一升(30g),大枣十二枚(4枚),生姜二两(6g)。8味。

【记忆】

(1) 歌诀法:

黄病姜翘二两麻，一升赤豆梓皮夸；
枣需十二能通窍，四十杏仁二草嘉。

（2）类比法：麻黄汤类方。基本方易桂枝加生姜、大枣、梓白皮、连翘、赤小豆。

（3）联想法：三个白痴抢杏子，连跳带骂。

注：三——姜、枣、草（对药），白——梓白皮，痴——赤小豆，骂——麻黄。

【附记】

方名释：方剂命名法1。

4. ***九味羌活汤***（《此事难知》卷上方）

功效：发汗祛湿，兼清里热。

主治：风寒湿表证。

组成：羌活二钱（6g），川芎、防风各一钱半（4.5g），细辛、甘草各三分（1g），苍术（米泔水浸）、白芷、生地黄、黄芩各一钱（3g）。9味。

【记忆】

（1）歌诀法：

九味羌活用防风，细辛苍术与川芎；
黄芩生地同甘草，三阳解表益姜葱。

（2）联想法：苍白生防穷辛勤干活。

注：苍——苍术，白——白芷，生——生地，防——防风，穷——川芎，辛——细辛，勤——黄芩，干——甘草，活——羌活。

【附记】

方名释：方剂命名法8，以组方药物总数及主药特点取名。

5. ***越婢汤***（《金匮要略》方）

功效：发汗清热，利水退肿。

主治：风水恶风，一身悉肿者。

组成：麻黄六两（18g），石膏半斤（24g），甘草二两（6g），生姜三两（9g），大枣十五枚（5g）。5味。

【记忆】

（1）歌诀法：

一身悉肿属风多，水为风翻涌巨波；
二草三姜十五枣，石膏八两六麻和。

（2）联想法：越婢女三十吗？

注：三——生姜、大枣、甘草，十——石膏，吗——麻黄。

【附记】

（1）方名释：方剂命名法19，以制方者命名。

（2）《备急千金要方》卷七同名方：麻黄汤加白术12g，附子1枚。治风痹脚弱。

（3）越婢加术汤（《金匮要略》方）：越婢汤加白术四两（12g）。功效：发汗退肿。主治：里水，一身面目黄肿，小便不利者。

6. *苏羌达表汤*（《重订通俗伤寒论》方）

功效：发汗定喘，化痰利湿。

主治：头痛，身痛，恶寒发热，鼻塞咳嗽者。

组成：苏叶一钱半至三钱（4.5～9g），羌活、防风、白芷各一钱至一钱半（3～4.5g），橘红、生姜各八分至一钱半（2～4.5g），杏仁、茯苓皮各二钱至三钱（6～9g）。8味。

【记忆】

（1）歌诀法：

苏羌达表姜橘红，苓皮杏芷与防风；
发汗定喘能宣肺，痰除湿利是其功。

（2）联想法：江苏白风铃抢橘杏。

注：江——生姜，苏——苏叶，白——白芷，风——防风，铃——茯苓皮，抢——羌活，橘——橘红，杏——杏仁。

【附记】

方名释：方剂命名法5，以主药苏叶、羌活驱邪达表的功能得名。

7. **桂枝汤**（《伤寒论》方）

功效：解肌发表，调和营卫。

主治：外感风寒表虚证。

组成：桂枝三两（9g），芍药三两（9g），炙甘草二两（6g），生姜切片三两（9g），大枣十二枚（4g）擘。5味。

【记忆】

（1）歌诀法：

项强头痛汗憎风，桂芍生姜三两同；
枣十二枚甘二两，解肌还藉粥之功。

（2）联想法：三勺桂枝汤。

注：三——姜、枣、草，勺——芍药。

【附记】

（1）方名释：方剂命名法1，又名阳旦汤。

（2）《症因脉治》卷一同名方：桂枝9g，白芍9g，麻黄6g，甘草6g（一方有葛根、无麻黄）。治伤寒，有汗恶风，脉浮缓。

（3）桂枝加附子汤（《伤寒论》方）：桂枝汤加附子一枚。功效：解肌发表，调合营卫。主治：太阳病汗太过，及寒疝腹痛，手足冷者。

（4）桂枝加厚朴杏仁汤（《伤寒论》方）：桂枝汤加厚朴二两（6g），杏仁五十枚（9g）。功效：解肌发表，止咳定喘。主治：太阳病下后，表未解而微喘者。

（5）桂枝加桂汤（《伤寒论》方）：桂枝汤重用桂枝五两（15g）。功效：降逆平冲。主治：奔豚气从少腹上冲心者。

（6）桂枝加芍药汤（《伤寒论》方）：桂枝汤重用芍药六两（18g）。功效：缓急止痛。主治：太阳病误下腹满时痛者。

（7）桂枝加大黄汤（《伤寒论》方）：桂枝汤加大黄二两（6g）。功效：解肌泻火。主治：太阳病误下，腹中大实痛者。

(8) 桂枝加龙骨牡蛎汤（《金匮要略》方）：桂枝汤加龙骨牡蛎各三两（9g）。功效：和营敛阴，潜阳安神。主治：遗精，阴寒，目眩发落。

(9) 桂枝加葛根汤（《伤寒论》方）：桂枝汤加葛根四两(12g)。功效：解肌生津。主治：太阳病项背强，反汗出恶风者。

8. 葛根汤（《伤寒论》方）

功效：发汗解肌，透疹升阳。

主治：太阳病，项背强几几，无汗恶风或小便反少，气上冲胸，口噤不语者。

组成：葛根四两（12g），麻黄、生姜各三两（9g），桂枝、芍药、炙甘草各二两（6g），大枣十二枚（4枚）。7味

【记忆】

(1) 歌诀法：

四两葛根三两麻，枣枚十二效堪嘉；
桂甘芍二姜三两，无汗憎风下利夸。

(2) 类比法：桂枝汤类方，基本方加葛根、麻黄。

(3) 联想法：哥患麻疹，喝桂枝汤好了。

注：哥——葛根，麻——麻黄，桂枝汤（略）。

【附记】

(1) 方名释：方剂命名法1，葱豉桔梗汤同。

(2) 葛根汤同名有8方。

9. 葱豉桔梗汤（《重订通俗伤寒论》方）

功效：清热发汗，宣肺利咽。

主治：风湿内热初起之证。

组成：鲜葱白三至五枚，豆豉三至五钱（9~15g），焦栀子二至三钱（6~9g），桔梗、薄荷各一钱至一钱半（3~4.5g），连翘一钱半至二钱（4.5~6g）。生甘草六至八分（2~3g），鲜竹叶三十片。8味。

【记忆】

（1）歌诀法：

葱豉桔梗利咽方，甘草薄荷连翘当；

还有山栀淡竹叶，清热发汗宣肺良。

（2）联想法：草丛山，竹桥下，小河渡舟。

注：草——甘草，丛——葱白，山——山栀，竹——竹叶，桥——连翘，河——薄荷，渡——豆豉，舟——桔梗（舟楫之剂）。

【附记】

葱豉汤《肘后备急方》卷二方：葱白一握，豆豉一升（30g）。功效：通阳发汗。主治：伤寒初起，头痛，内热脉洪者。

10. **防风汤**（《宣明论方》卷二方）

功效：发汗祛湿，清热除痹。

主治：行痹行走不定。

组成：防风、当归、赤茯苓、甘草、炒杏仁、官桂各一两（30g），黄芩、秦艽、葛根各三钱（9g），麻黄半两（15g），生姜五片，大枣三枚。12 味。

【记忆】

（1）歌诀法：

发汗祛湿防风汤，归苓芩草杏枣姜；

若要清热兼除痹，还有葛桂秦麻黄。

（2）联想法：秦三哥当官，令黄杏放马。

注：秦——秦艽，三——姜、枣、草，哥——葛根，当——当归，官——官桂，令——赤茯苓，黄——黄芩，杏——杏仁，放——防风，马——麻黄。

【附记】

《备急千金要方》卷八同名方：防风、川芎、白芷、牛膝、狗脊、萆薢、白术各一两（30g），羌活、葛根、附子、杏仁各二两（60g），麻黄四两（120g），生姜五两（150g），薏苡仁、桂心各三两（90g）。治偏风。

（二）辛凉解表方

11. 麻杏甘石汤（《伤寒论》方）

功效：辛凉宣泄，清肺平喘。

主治：肺热咳喘。

组成：麻黄去节四两（12g），杏仁五十个去皮尖（9g），炙甘草二两（6g），石膏碎绵裹半斤（24g）。4味。

【记忆】

（1）歌诀法：

四两麻黄八两膏，二甘五十杏同熬；
需知禁桂为阳盛，喘汗全凭热势操。

（2）简便法：记方名。

【附记】

方剂命名法3。

12. 银翘散（《温病条辨》卷一方）

功效：辛凉解表，清热解毒。

主治：温病初起证。

组成：银花一两（30g），连翘一两（30g），桔梗六钱（18g），薄荷六钱（18g），竹叶四钱（12g），生甘草五钱（15g），荆芥穗四钱（12g），淡豆豉五钱（15g），牛蒡子六钱（18g），鲜苇根酌量。10味。

【记忆】

（1）歌诀法：

银翘散主上焦医，竹叶荆牛薄荷豉；
甘桔芦根凉解法，风温初感此方宜。

（2）联想法：河牛吃梗叶花穗连根草。

注：河——薄荷，牛——牛蒡子，吃——豆豉，梗——桔梗，叶——竹叶，花——银花，穗——荆芥穗，连——连翘，根——芦根，草——甘草。

【附记】

（1）方名释：方剂命名法1，桑菊饮名同。

（2）银翘汤（《温病条辨》卷二方）：银花五钱（15g），连翘三钱（9g），甘草一钱（3g），麦冬、生地各四钱（12g）。功效：滋阴清热解表。主治：阳明湿病下后，无汗脉浮者。

13. **桑菊饮**（《温病条辨》卷一方）

功效：疏风清热，宣肺止咳。

主治：风温咳嗽证。

组成：桑叶二钱五分（8g），菊花一钱（3g），杏仁二钱（6g），连翘一钱五分（6g），薄荷八分（3g），桔梗二钱（6g），甘草八分（3g），芦苇根二钱（6g）。8味。

【记忆】

（1）歌诀法：

桑菊饮中桔梗翘，杏仁甘草薄荷绕；
芦根为引轻清剂，风温咳嗽服之消。

（2）联想法：国老乘舟去聚杏楼，过桑河桥。

注：国老——甘草，舟——桔梗，聚——菊花，杏——杏仁，楼——芦根，桑——桑叶，河——薄荷，桥——连翘。

14. **柴葛解肌汤**（《伤寒六书·杀车槌法》方）

功效：解肌清热。

主治：外感风寒，寒郁化热证。

组成：柴胡9g，葛根9g，甘草3g，黄芩9g，羌活3g，白芷3g，芍药3g，桔梗3g，石膏6g，姜三片，枣二枚。11味。

【记忆】

（1）歌诀法：

柴葛解肌法辛凉，邪在三阳热势张；
芩芍桔甘羌活芷，石膏大枣与生姜。

（2）联想法：柴哥喝三勺黄白膏，既呛嗓又梗喉。

注：柴——柴胡，哥——葛根，三——姜、枣、草，勺——芍药，黄——黄芩，白——白芷，膏——石膏，呛——羌活，梗——桔梗。

【附记】

（1）方名释：方剂命名法5，15—16方名同。

（2）《医学心悟》同名方：柴胡5g，葛根5g，甘草2g，芍药3g，黄芩5g，知母3g，生地6g，丹皮5g，贝母3g。功效：解肌清热凉血。主治：春温夏热之病。

15. 牛蒡解肌汤（《疡科心得集·方汇》方）

功效：祛风清热，化痰消肿。

主治：头面风热，或颈项痰毒，风热牙痛等证。

组成：牛蒡子9g，薄荷3g，荆芥9g，连翘6g，山栀6g，丹皮9g，石斛6g，玄参6g，夏枯草9g（原方未注量）。9味。

【记忆】

（1）歌诀法：

牛蒡解肌薄荆连，山栀丹斛夏枯玄；
方出《疡科心得集》，祛风清热消肿痰。

（2）联想法：下山虎，单惊的元牛跳河。

注：下——夏枯草，山——山栀，虎——石斛，单——丹皮，惊——荆芥，元——玄（元）参，牛——牛蒡子，跳——连翘，河——薄荷。

（三）扶正解表方

16. 人参败毒散（《太平惠民和剂局方》卷二方）

功效：益气发汗，散风祛湿。

主治：正气不足，外感风寒湿邪。

组成：人参、羌活、独活、前胡、柴胡、川芎、枳壳、桔梗，茯苓各一两（30g），甘草半两（15g），生姜、薄荷少许。12味。

【记忆】

（1）歌诀法：

人参败毒草苓芎，羌独柴前枳桔同；

外感身痛头项重，散寒祛湿并疏风。

（2）联想法：江河两湖富，舟桥双活老人穷。

注：江——生姜，河——薄荷，两湖——柴胡、前胡，富——茯苓，舟——桔梗，桥——枳壳，双活——羌独活，（国）老——甘草，人——人参，穷——川芎。

【附记】

（1）《症因脉治》同名方多葛根、苍术。《医便》同名方多陈皮。

（2）荆防败毒散（《外科理例》方）：败毒散去生姜，加荆芥、防风各 30g。功效：益气发汗，疏散风热。主治：疮肿初起。

（3）银翘败毒散（《医方集解》方）：败毒散去人参加银花、连翘各 30g。功效：发汗消肿，清热解毒。主治：痈疮初起，红肿痛有表证者。

（4）仓廪散（《普济方》卷二百一十三方）：败毒散加陈仓米 30g。功效：益气发汗，祛风治痢。主治：噤口痢，毒气上冲，有热作吐。

（5）参苏饮（《太平惠民和剂局方》卷二方）：人参、苏叶、葛根、前胡、半夏各 3g、陈皮、甘草、桔梗、枳壳、木香各 15g，生姜七片，大枣 1 枚。功效：益气解表，和胃化痰。主治：虚人外感风寒，内有痰湿之证。

17. 香苏散（《太平惠民和剂局方》卷二方）

功效：理气解表，散寒和中。

主治：表寒气滞证。

组成：陈皮不去白二两（60g），炒香附、紫苏叶各四两（120g）。炙甘草一两（30g）。4 味。

【记忆】

（1）歌诀法：

《和剂局方》香苏散，理气解毒又散寒；

药用陈皮和香附，紫苏甘草四味全。

（2）联想法：陈香苏敬国老。

注：陈——陈皮，香——香附，苏——紫苏，国老——甘草。

【附记】

方名释：方剂命名法1，杏苏饮同。同名方有三。

18. **杏苏饮**（《医宗金鉴·幼科心法要诀》卷五十三方）

功效：清肺解表，化痰理气。

主治：伤风发热，憎寒有汗，鼻塞声重者。

组成：苏叶6g，前胡6g，枳壳6g，桔梗3g，杏仁9g，甘草3g，桑白皮9g，黄芩6g，麦冬9g，浙贝母9g，橘红6g。11味。

【记忆】

（1）歌诀法：

杏苏饮用前胡壳，桔梗桑白芩甘草；

清肺化痰兼理气，浙贝橘红麦冬绕。

（2）联想法：苏红母亲借钱只买桑杏干。

注：苏——苏叶，红——橘红，母——贝母，亲——黄芩，借——桔梗，钱——前胡，只——枳壳，买——麦冬，桑——桑白皮，杏——杏仁，干——甘草。

【附记】

紫苏饮（《普集本事方》卷十方）：紫苏30g，大腹子、人参、川芎、陈皮、白芍各15g，当归9g，炙甘草3g。功效：益气养血，疏气解表。主治：子悬、胎气不和，胀满疼痛者。

19. **葱白七味饮**（《外台秘要》卷三方）

功效：养血解表。

主治：病后阴血亏虚，复感外邪者。

组成：葱白连须切一升（3 条），葛根、麦冬、干地黄各六合（18g），豆豉一合（3g），生姜二合（6g），涝水（即甘澜水）。7 味。

【记忆】

（1）歌诀法：

《外台》葱白七味饮，麦地豆豉姜葛根；
养血解表涝水煎，临证加减仔细分。

（2）联想法：涝水冲麦地，吃姜根。

注：冲——葱白，麦——麦冬，地——地黄，吃——豆豉，姜——生姜，根——葛根。

【附记】

方名释：方剂命名法 8。

20. **加减葳蕤汤**（《重订通俗伤寒论》方）

功效：滋阴清热，发汗解表。

主治：素体阴虚，感受外邪。

组成：生葳蕤（玉竹）二钱至三钱（9g），生葱白二枚至三枚（3 条），桔梗一钱至一钱半（5g），白薇五分至一钱（3g），豆豉三钱至四钱（12g），薄荷一钱至一钱半（5g），炙甘草 5 分（2g），红枣二枚。8 味。

【记忆】

（1）歌诀法：

加减葳蕤用白薇，豆豉生姜桔梗随；
草枣薄荷共八味，滋阴发汗最相宜。

（2）联想法：玉竹姐为何早操吃葱。

注：姐——桔梗，为——白薇，何——薄荷，早——大枣，操——甘草，吃——豆豉，葱——葱白。

【附记】

（1）方名释：方剂命名法2。

（2）千金葳蕤汤（《备急千金要方》卷九方），又名葳蕤汤：葳蕤、麻黄、白薇、独活、杏仁、川芎、甘草、青木香各二两（60g），石膏三两（90g）。功效：滋阴清热，利气发汗。主治：风湿，脉阴阳俱浮，汗出体重，喘息、嘿嘿但欲眠者。

21. 麻黄附子细辛汤（《伤寒论》方）

功效：助阳解表。

主治：素体阳虚、外感风寒。

组成：麻黄二两（6g），附子一枚（9g），细辛二两（6g）。3味。

【记忆】

（1）歌诀法：

麻黄二两细辛同，附子一枚力最雄；
始得少阴反发热，脉沉的证奏奇功。

（2）简便法：记汤头名。

【附记】

（1）方名释：方剂命名法3。

（2）麻黄附子甘草汤《伤寒论》方：麻黄附子细辛汤去细辛，加甘草二两（6g）。功效：助阳解表。主治：少阴病，恶寒，身痛无汗，微发热者。

22. 小青龙汤（《伤寒论》方）

功效：解表散寒，温肺化饮。

主治：表寒内饮证。

组成：麻黄（去节）、芍药、细辛、干姜、炙甘草、桂枝各三两（9g），半夏半升（9g）洗，五味子半升（9g）。8味。

【记忆】

（1）歌诀法：

桂麻姜芍草辛三，夏味半升记要谙；
表不解兮心下水，咳而发热句中探。

（2）类比法：麻黄汤类方、基本方去杏仁加芍药、细辛、半夏、五味子、干姜。

（3）联想法：少将为嘛甘心下跪？

注：少——白芍，将——干姜，为——五味子，嘛——麻黄，甘——甘草，心——细辛，下——半夏，跪——桂枝。

【附记】

方名释：方剂命名法18。喻嘉言云：方名小青龙者，取其翻波逐浪以归江海意。

23. 再造散（《伤寒六书·杀车槌法》卷三方）

功效：益气助阳，发汗解毒。

主治：阳虚气弱，外感风寒。

组成：黄芪6g，人参3g，桂枝3g，甘草1.5g，熟附片3g，细辛3g，羌活3g，防风3g，川芎3g，芍药3g，煨姜3g，枣2枚。12味。

【记忆】

（1）歌诀法：

人参再造能助阳，药用防附辛芎羌；
益气发汗解表专，莫忘参芪桂枝汤。

（2）类比法：桂枝汤类方，基本方加参、芪、防、附、辛、芎、羌。

（3）联想法：再造桂枝汤，欺负穷人抢新房。

注：桂枝汤（略），欺——黄芪，负——附子，穷——川芎，人——人参，抢——羌活，新——细辛，房——防风。

【附记】

方名释：方剂命名法4。以方的功能及作用大小得名。

24. 升麻葛根汤（《闫氏小儿方论》方）

功效：解肌透疹。

主治：麻疹初发，或发而未透。

组成：升麻、葛根细锉，芍药、甘草锉炙，各等分。4味。

【记忆】

（1）歌诀法：

升麻葛根小儿方，芍药甘草共煎汤；

解肌透疹是其功，《金鉴》同名莫乱襄。

（2）联想法：草药根嘛！

注：草——甘草，药——芍药，根——葛根，嘛——升麻。

【附记】

（1）方名释：方剂命名法1。

（2）《医宗金鉴·外科心法要诀》卷六十七同名方：栀子、葛根、升麻、白芍、柴胡、黄芩各3g，黄连、木通、甘草各2g。治心火炽盛。

（3）葛根解肌汤（《麻科活人全书》卷二方）：葛根、前胡、牛蒡子、连翘、蝉蜕各8g，木通7g，赤芍、桑白皮、贝母、荆芥穗、灯心、甘草各6g。功效：解肌透疹。主治：麻疹初起，发热咳嗽，乍冷乍热者。

25. **竹叶柳蒡汤**（《先醒斋医学广笔记》方）

功效：透疹解毒，清泄肺胃。

主治：痧疹透发不出。

组成：西河柳五钱（15g），荆芥一钱（3g），葛根二钱五分（8g），蝉蜕一钱（3g），薄荷一钱（3g），牛蒡炒一钱五分（5g），知母蜜炙一钱（3g），玄参二钱（6g），麦冬去心三钱（9g），甘草一钱（3g），淡竹叶三十片（6g），甚者加石膏五钱（15g），冬米即晚粳米一撮。11味。

【记忆】

（1）歌诀法：

竹叶柳蒡荆葛根，元母薄麦草蝉蜕；

解毒透疹泄肺胃，此方服后见其功。

（2）联想法：东河竹，西河柳，元母割草解牛馋。

注：东——麦冬，河——薄荷，竹——淡竹叶，元——元参，母——知 母，割——葛 根，草——甘 草，解——荆 芥，牛——牛蒡子，馋——蝉蜕。

【附记】

方名释：方剂命名法 1。

二、泻下剂

（一）寒下方

26. 大承气汤（《伤寒论》方）

功效：峻下热结。

主治：阳明腑实证，或热结旁流。

组成：大黄酒洗四两（12g），芒硝三合（9g），厚朴去皮炙八两（24g），枳实炙五枚（15g）。4味。

【记忆】

（1）歌诀法：

大黄四两朴半斤，枳五硝三急下云；
朴枳先煎黄后入，去渣硝入火微熏。

（2）联想法：消食大夫。

注：消——芒硝，食——枳实，大——大黄，夫——厚朴。

【附记】

方名释：方剂命名法4。

27. 小承气汤（《伤寒论》方）

功效：轻下热结。

主治：阳明腑实证，或痢疾初起。

组成：大黄酒洗四两（12g），厚朴去皮炙二两（6g），枳实炙三枚大者（12g）。3味。

【记忆】

（1）歌诀法：

朴二枳三四两黄，小承微结好商量；
长沙下法分轻重，妙在同煎切勿忘。

（2）类比法：大承气汤类方，基本方去芒硝。

（3）联想法：将军朴实。

注：朴——厚朴，实——枳实。

【附记】

（1）另名为厚朴三物汤，厚朴大黄汤。均《金匮要略》方，味同量异故，见下表。

方剂 组成 来源 功效	《伤寒论》小承气汤	《金匮要略》厚朴三物汤	《金匮要略》厚朴大黄汤
大黄	酒炒四两	后下四两	六两
厚朴	炙去皮二两	八两	一只
枳实	炙三枚	五枚	四枚
功效	轻下热结	以利为度	化饮消满

（2）三化汤《素问·病机气宜保命集》卷中方：小承气汤加羌活各等分为末，每服三两（9g），水煎服。功效：搜风泻结。主治：中风，六经形证已解，内有便溺阻格者。

28. 调胃承气汤（《伤寒论》方）

功效：缓下热结。

主治：阳明病，热邪结胃证。

组成：大黄酒洗四两（12g），芒硝半升（12g），甘草炙二两（6g）。3味。

【记忆】

（1）歌诀法：

谓和胃气炙甘功，硝用半升地道通；
草二大黄四两足，法中之法妙无穷。

（2）类比法：大承气汤类方，基本方去厚朴、枳实加甘草。

（3）联想法：大干忙。

注：大——大黄，干——甘草，忙——芒硝。

29. **大黄牡丹汤**（《金匮要略》方）

功效：泻热破瘀，散结消肿。

主治：肠痈初起。

组成：大黄四两（12g），牡丹皮一两（3g），桃仁五十个（9g），冬瓜子半升（15g），芒硝三合（9g）。5 味。

【记忆】

（1）歌诀法：

肿居少腹大肠痈，黄四牡丹一两从；
瓜子半升桃五十，芒硝三合泻肠脓。

（2）类比法：小承气汤类方，基本方去厚朴加冬瓜子、桃仁、牡丹皮。

（3）联想法：将军推销丹东桃。

注：销——芒硝，丹——牡丹皮，东——冬瓜子，桃——桃仁。

【附记】

方名释：方剂命名法 1，大黄附子汤名同。

（二）温下方

30. **大黄附子汤**（《金匮要略》方）

功效：温经散寒，通便止痛。

主治：寒实积聚。

组成：大黄三两（9g），附子炮三枚（12g），细辛二两（6g）。3 味。

【记忆】

（1）歌诀法：

胁下偏痛脉紧弦，若作温下恐迁延；
大黄三两三枚附，二两细辛可补天。

（2）联想法：将军府要细心。

注：府——附子，细心——细辛。

31. **温脾汤**（《备急千金要方》卷十五方）

功效：温补脾阳，攻下寒积。

主治：冷积便秘。

组成：大黄四两（12g）后下，附子大者一枚（9g），干姜二两（6g），人参二两（6g），甘草二两（6g）。5 味。

【记忆】

（1）歌诀法：

温脾附子与干姜，甘草人参用大黄；

寒热并行兼补泻，温通寒积最相当。

（2）联想法：谁敢在将军府抄人。

注：敢——干姜，府——附子，抄——甘草，人——人参。

【附记】

（1）方名释：方剂命名法10，同名方有五。

32. **三物备急丸**（《金匮要略》方）

功效：攻逐寒积。

主治：里寒实证。

组成：大黄一两（30g），巴豆去皮心熬研如脂一两（30g），干姜一两（30g）。3 味。

【记忆】

（1）歌诀法：

三物备急逐停寒，干姜巴豆大黄丸；

下脘不通腹胀痛，阴结垂危服此安。

（2）联想法：三物备急，巴豆赶将军。

注：赶——干姜。

【附记】

（1）方名释：方剂命名法 8。

（2）半硫丸《太平惠民和剂局方》卷六方：半夏、硫黄各等分。功效：温补肾阳，润通大便。主治：心腹痃癖冷气，或寒湿久泻。

（三）润下方

33. **麻子仁丸**（《伤寒论》方）

功效：润肠通便。

主治：肠胃燥热，大便秘结。

组成：麻仁二升（200g），杏仁去皮尖炒一升（100g），枳实炙半斤（250g），大黄去皮一斤（500g），厚朴炙去皮一升（100g），芍药半斤（250g）。6味。

【记忆】

（1）歌诀法：

一升杏子二升麻，枳芍半斤效可夸；
黄朴一斤丸饮下，缓通脾约是专家。

（2）类比法：小承气汤类方，基本方加麻仁、杏仁、芍药。

（3）联想法：黄世仁烧杏脯通便。

注：黄——大黄，世——枳实，仁——麻仁，烧——芍药，杏——杏仁，脯——厚朴。

【附记】

方名释：方剂命名法1。又名：麻仁丸、麻仁滋脾丸、脾约麻仁丸、脾约丸。

34. **五仁丸**（《世医得效方》卷六方）

功效：润肠理气通便。

主治：肠燥便秘。

组成：松子仁一钱二分五厘（4g），杏仁炒去皮尖一两（30g），桃仁半两（15g），郁李炒一钱（3g），柏子仁半两（15g），陈皮四两（120g）另研末。6味。

【记忆】

（1）歌诀法：

五仁柏子杏仁桃，松肉陈皮郁李绕；
蜜水为丸米饮下，血结气滞通便了。

（2）联想法：桃李松柏杏仁陈。

注：桃——桃仁，李——郁李仁，松——松子仁，柏——柏子仁，杏——杏仁，陈——陈皮。

【附记】

（1）方名释：方剂命名法8。

（2）更衣丸（《先醒斋医学广笔记》引张选卿方）：芦荟七钱（21g），朱砂五钱（15g）。功效：清热通便。主治：肠胃燥结，大便不通。

35. **济川煎**（《景岳全书·新方八阵》卷五十一方）

功效：温肾通便。

主治：肾气虚弱，大便秘结。

组成：当归三至五钱（9～15g），牛膝二钱（6g），肉苁蓉酒洗二至三钱（6～9g），泽泻一钱半（4g），升麻五分至一钱（1.5～3g），枳壳一钱（3g）。虚者不用。6味。

【记忆】

歌诀法：

济川归膝肉苁蓉，泽泻升麻枳壳从；
便结体虚难下夺，寓通于补法堪宗。

（2）联想法：卸只牛肉马上归。

注：卸——泽泻，只——枳壳，牛——牛膝，肉——肉苁蓉，马——升麻，归——当归。

【附记】

方名释：方剂命名法6。“济者”，补益之意。张景岳云：“三阴三阳，同流气血，故为人之川。”“川”指津液而言，肾主五液，司二便，肾虚则不能主五液，则大便秘结。本方补肾而主津液以达通便之功，故名济川煎。

36. **益血润肠丸**（《类证活人书》卷三方）

功效：补血利气通便。

主治：大便虚秘。

组成：熟地黄六两（180g），炒杏仁、麻仁各三两（90g），炒枳壳、橘红各二两半（75g），阿胶珠、肉苁蓉各一两半（45g），苏子、荆芥各一两（30g），当归三两（90g）。前3味杵为膏，后7味为细末，加蜜为丸。10味。

【记忆】

（1）歌诀法：

活人养血润肠丸，补血利气可通便；

归地荆壳麻杏仁，苁蓉苏子橘胶全。

（2）联想法：苏红蓉把戒指归交熟人嘛！

注：苏——苏子，红——橘红，蓉——肉苁蓉，戒——荆芥，指——枳壳，归——当归，交——阿胶，熟——熟地，人——杏仁，嘛——麻仁。

【附记】

（1）方名释：方剂命名法10。

（2）润肠丸（《兰室秘藏·大便结燥门》方）：桃仁、麻仁各30g，煨大黄、羌活、当归尾各3g。功效：活血搜风通便。主治：脾胃伏火，大便秘涩。

（四）逐水方

37. **十枣汤**（《伤寒论》方）

功效：攻逐水饮。

主治：悬饮，水肿腹胀实证者。

组成：大枣十枚，芫花（炒）、大戟、甘遂各等分。4味。

【记忆】

（1）歌诀法：

大戟芫花甘遂平，妙将十枣煮汤行；

中风表证全除尽，里气未和此法呈。

（2）联想法：芫花赶早集。

注：赶——甘遂，早——大枣，集——大戟。

【附记】

（1）方名释：方剂命名法7，方中专用大枣十枚，取其保护胃气，以防攻伐太过故名。

（2）本方煮枣肉捣和成丸名“十枣丸”（见《丹溪心法》卷三）。

38. **舟车丸**（《丹溪心法》卷一方）

功效：行气逐水。

主治：水肿胀满，形气俱实。

组成：大黄二两（60g），甘遂（面裹煨）、大戟、芫花（俱醋炒）、青皮、陈皮各一两（30g），牵牛子四两（120g），木香半两（15g）。8味。

【记忆】

（1）歌诀法：

舟车牵牛及大黄，遂戟芫花拜木香；
青桔二皮此方施，煠时阳水用之尝。

（2）联想法：清晨，芫花为将军牵牛赶乡集。

注：清——青皮，晨——陈皮，赶——甘遂，乡——木香，集——大戟。

【附记】

（1）方名释：方剂命名法6，以顺流之舟、下坡之车比拟本方祛除水湿的作用，故名。

（2）又名“舟车神佑丸”，《景岳全书》增槟榔、轻粉。

（3）控涎丹（《三因极一病证方论》卷十三方）：甘遂、大戟、白芥子各等分。功效：祛痰逐饮。主治：痰饮伏在胸膈上下，或手足冷痹，或多涎证。

（4）己椒苈黄丸（《金匮要略》方）：己椒、葶苈子、大黄各30g。功效：攻逐水饮，利尿通便。主治：水饮停聚，水走肠间，腹满便秘等证。

39. **大陷胸汤**（《伤寒论》方）

功效：泻热逐水。

主治：病发于阳而下之太早，热入内作结胸证。

组成：大黄六两（18g），芒硝一升（30g），甘遂一钱匕（1.5g~1.8g）。3味。

【记忆】

（1）歌诀法：

一钱甘遂一升硝，六两大黄力颇饶；

日晡热潮腹痛满，胸前结聚此方消。

（2）类比法：调胃承气汤类方，基本方去甘草加甘遂。

（3）联想法：肖遂将军。

注：肖——芒硝，遂——甘遂。

【附记】

方名释：方剂命名法10。

（五）攻补兼施方

40. **增液承气汤**（《温病条辨》卷二方）

功效：滋阴增液，通便泄热。

主治：温病热结阴亏。

组成；玄参一两（30g），麦冬连心八钱（24g），生地八钱（24g），大黄三钱（9g），芒硝冲一钱五分（4.5g）。5味。

【记忆】

（1）歌诀法：

增液承气玄地冬，硝黄加入五药供；

热结津枯大便秘，增液通便补而功。

（2）类比法：大承气汤合增液汤，去厚朴、枳实。

（3）联想法：黄帝卖元宵。

注：黄——大黄，帝——生地，卖——麦冬，元——玄（元）参，宵——芒硝。

【附记】

方名释：方剂命名法2。

41. 黄龙汤（《伤寒六书·杀车槌法》卷三方）

功效：泻热通便，补气养血。

主治：里热实证，而见气血虚弱者。

组成：大黄三钱（9g），芒硝四钱（12g），枳实二钱（6g），厚朴一钱（3g），甘草一钱（3g），当归三钱（9g），人参二钱（6g），桔梗一撮，姜三片，枣二枚。10 味。

【记忆】

（1）歌诀法：

黄龙汤用大承气，参归甘桔枣姜比；
正虚邪实治颇难，攻补兼施病能起。

（2）类比法：大承气汤类方，基本方加参、枣、姜、草、当归、桔梗。

（3）联想法：三人接消食大夫归。

注：三——姜、枣、草，人——人参，接——桔梗，消——芒硝，食——枳实，大——大黄，夫——厚朴，归——当归。

【附记】

（1）方名释：方剂命名法 18。同名方有三。

（2）新加黄龙汤（《温病条辨》卷二方）：增液承气汤加人参 5g，海参 2 条，甘草 6g，姜汁 6 勺。功效：攻下救阴。主治：阳明温病，气血两虚，热邪耗伤津液过甚，大便燥结不通者。

42. 承气养营汤（《瘟疫论补注》卷上方）

功效：滋阴通便泄热。

主治：温病数下亡阴，里证仍在，并见热渴者。

组成：生地一两（30g），芍药二钱（6g），大黄、枳实各一钱（3g），厚朴五分（2g），当归、知母各三钱（9g），生姜 6g。8 味。

【记忆】

（1）歌诀法：

承气养营枳朴黄，地芍知母当归姜；
温病数下亡阴用，滋阴通便泄热良。

（2）类比法：小承气汤类方，基本方加知母、生姜、当归、芍药、生地。

（3）联想法：黄师母将归赴少时地。

注：黄——大黄，师——枳实，母——知母，将——生姜，归——当归，赴——厚朴，少——白芍，地——生地。

【附记】

（1）方名释：方剂命名法2。

（2）玉烛散（《儒门事亲》卷十二方），（据《医宗金鉴·妇科心法要诀》补入）。即调胃承气汤合四物汤：大黄、芒硝、当归、熟地、川芎、白芍、甘草各等份。功效：滋阴养血，泄热通便。主治：血虚里热，大便秘结；或妇人经候不通，腹胀作痛。

三、和 解 剂

（一）和解少阳方

43. 小柴胡汤（《伤寒论》方）

功效：和解少阳。

主治：少阳经发热。

组成：柴胡半斤（24g），黄芩、人参、炙甘草、生姜各三两（9g），半夏半升（24g），大枣十二枚（4 枚）。7 味。

【记忆】

（1）歌诀法：

柴胡八两少阳凭，枣十二枚夏半升；
三两姜参芩与草，去渣重煎有奇能。

（2）联想法：三人伴胡琴。

注：三——姜、枣、草，人——人参，伴——半夏，胡——柴胡，琴——黄芩。

【附记】

方名释：方剂命名法 5。

44. 蒿芩清胆汤（《重订通俗伤寒论》方）

功效：清胆利湿，和胃化痰。

主治：少阴湿热痰浊证。

组成：青蒿一钱半至二钱（6g），淡竹茹三钱（9g），半夏一钱半（5g），赤茯苓三钱（9g），黄芩一钱半至三钱（9g），生枳壳一钱半（5g），陈皮一钱半（5g），碧玉散（滑石、甘草、青黛）包三钱（9g）。10 味。

【记忆】

（1）歌诀法：

蒿芩清胆枳竹茹，陈夏茯苓碧玉服；

少阳热重寒轻证，胸痞呕恶总能除。

（2）联想法：夏至陈代画黄陵草和青竹。

注：夏——半夏，至——枳壳，陈——陈皮，代——青黛，画——滑石，黄——黄芩，陵——赤茯苓，草——甘草，青——青蒿，竹——竹茹。

【附记】

（1）方名释：方剂命名法5。

（2）柴胡四物汤（《素问·病机气宜保命集》卷下方）：小柴胡汤合四物汤，柴胡24g，人参、黄芩、甘草、半夏曲各9g，当归、熟地、川芎、芍药各45g。功效：和解益气，养血和营。主治：日久虚劳，微有寒热。

（二）调和肝脾方

45. **四逆散**（《伤寒论》方）

功效：疏肝理气，和营解郁。

主治：热厥，肝脾失调证。

组成：柴胡、枳实、炙草、芍药各等份。4味。

【记忆】

（1）歌诀法：

积甘柴芍数相均，热厥能回察所因；

白饮和匀方寸匕，阴阳顺接用斯神。

（2）联想法：只烧干柴。

注：只——枳实，烧——芍药，干——甘草，柴——柴胡。

【附记】

（1）方名释：方剂命名法9。

（2）芍药甘草汤（《伤寒论》方）：芍药、甘草各12g。功效：和肝脾，舒挛急。主治：误汗，伤血厥逆，脚挛证。

46. **柴胡舒肝散**（《景岳全书·古方八阵》卷五十六方）

功效：疏肝行气，活血止痛。

主治：肝气郁结，胁肋疼痛，寒热往来者。

组成：柴胡、陈皮醋炒各二钱（6g），枳壳麸炒、川芎、芍药、香附各一钱半（5g），炙甘草五分（2g）。7 味。

【记忆】

（1）歌诀法：

行气柴胡舒肝散，活血止痛它最先；
柴草陈皮芍药芎，枳壳香附七味煎。

（2）类比法：四逆散类方，基本方加陈皮、川芎、香附。

（3）联想法：陈香穷只烧干柴。

注：陈——陈皮，香——香附，穷——川芎，只——枳壳，烧——芍药，干——甘草，柴——柴胡。

【附记】

（1）方名释：方剂命名法 5。

（2）《张氏医通》同名方：栀子、姜汁炒黑一钱，煨姜一片。

47. **逍遥散**（《太平惠民和剂局方》卷九方）

功效：疏肝解郁，健脾养血。

主治：肝郁血虚证。

组成：柴胡、当归微炒、白芍、白术、茯苓去皮者各一两（30g），炙甘草五钱（15g），煨生姜一块，薄荷少许。8 味。

【记忆】

（1）歌诀法：

逍遥散内芍苓归，甘薄柴术姜用煨；
血虚肝郁寒热作，健脾调经病能推。

（2）联想法：何少将令采猪草归。

注：何——薄荷，少——白芍，将——生姜，令——茯苓，采——柴胡，猪——白术，草——甘草，归——当归。

【附记】

（1）方名释：方剂命名法 6。

(2) 加味逍遥散(《校注妇人良方》卷二十四方):逍遥散加丹皮、栀子各2g。功效:疏肝清热。主治:肝脾血虚有热,口燥咽干瘰疬流注等。

(3) 黑逍遥散(《医略六书·女科要旨》卷二十六方):逍遥散加生地黄15g。功效:养血和营。主治:肝郁脾虚,妇女崩漏,脉弦虚数者。

48. 痛泻要方(《丹溪心法》卷二方)

功效:泻肝补脾。

主治:肝旺脾虚证。

组成:白术土炒三两(90g),白芍炒二两(60g),陈皮炒一两半(45g),防风二两(60g)。4味。

【记忆】

(1) 歌诀法:

痛泻要方用陈皮,术芍防风四味宜;
若作食伤医便错,此方原是理肝脾。

(2) 联想法:药房白术陈。

注:药——白芍,房——防风,陈——陈皮。

【附记】

(1) 方名释:方剂命名法9。本方原著无方名,该方名见于《医方考》。

(2) 又名"白术芍药散"。

(三) 调和肠胃方

49. 半夏泻心汤(《伤寒论》方)

功效:和胃降逆,开结除痞。

主治:胃气不和证,心下痞满不痛者。

组成:半夏洗半升(15g),黄芩、干姜、人参、甘草炙各三两(9g),黄连一两(3g),大枣十二枚(5枚)擘。7味。

【记忆】

(1) 歌诀法:

三两姜参炙草芩，一连痞证呕多寻；
半升半夏枣十二，去渣重煎守古箴。

（2）类比法：小柴胡汤类方，基本方去柴胡加黄连、干姜。

（3）联想法：三人扮双黄。

注：三——姜、枣、草，人——人参，扮——半夏，双黄——黄芩、黄连。

【附记】

（1）山方名释：方剂命名法5。

（2）生姜泻心汤（《伤寒论》方）：半夏泻心汤易干姜为生姜12g。功效：和胃消痞。主治：水热互结，胃中不和，心下痞，下利者。

（3）甘草泻心汤（《伤寒论》方）：半夏泻心汤重用甘草12g。功效：益胃泄痞。主治：胃气虚弱，气结成痞，干呕心烦者。

王旭高云："半夏泻心汤治寒热交结之痞，故苦辛平等，生姜泻心汤治水与热结之痞，故重用生姜以散水气，甘草泻心汤治胃虚痞结之证，故加重甘草以补中气而痞自消。"上三方药味基本不变，同名泻心均治痞证，量变则同中有异也。

50. 黄连汤（《伤寒论》方）

功效：和胃降逆，平调寒热。

主治：胸寒胃热，腹痛欲吐者。

组成：黄连、炙甘草、干姜、桂枝各三两（9g），人参二两（6g），半夏洗半升（9g），大枣十二枚（5枚）擘。7味。

【记忆】

（1）歌诀法：

腹痛呕吐藉枢能，二两参甘夏半升；
连桂干姜各三两，枣枚十二妙层层。

（2）类比法：半夏泻心汤类方，基本方去黄芩加桂枝。

（3）联想法：三吓黄贵人。

注：三——姜、枣、草，吓——半夏，黄——黄连，贵——桂枝，人——人参。

【附记】

方名释：方剂命名法 1，同名方有五。

(四) 治疟疾方

51. **截疟七宝饮**（《伤寒保命集》方）

功效：截疟燥湿劫痰。

主治：疟疾。

组成：常山、姜厚朴、青皮、炙草、槟榔、草果仁各等份。7 味。

【记忆】

（1）歌诀法：

截药七宝草果仁，常山朴槟草青陈；

疟发频频邪气盛，劫痰燥湿此方饮。

（2）联想法：清晨，后山狼吃人肝。

注：清——青皮，晨——陈皮，后——厚朴，山——常山，狼——槟榔，人——草果仁，肝——甘草。

【附记】

（1）方名释：方剂命名法 8，同名方有五。

（2）原名"七宝散"方。

52. **达原饮**（《温疫论》卷上方）

功效：开达膜原，辟秽化浊。

主治：瘟疫或疟疾邪伏膜原证。

组成：槟榔二钱（6g），厚朴一钱（3g），草果五分（1.5g），知母一钱（3g），芍药一钱（3g），黄芩一钱（3g），甘草五分（1.5g）。7 味。

【记忆】

（1）歌诀法：

达原饮用朴槟芩，知甘白芍草果仁；

邪达募原瘟疫发，疏邪宣壅此先行。

（2）联想法：母勤郎少学，后果甘甜。

注：母——知母，勤——黄芩，郎——槟榔，少——芍药，后——厚朴，果——草果，甘——甘草。

【附记】

（1）方名释：方剂命名法10。原名“达原散”。

（2）《张氏区通》卷十三同名方：黄芩3g，槟榔、知母各6g，生姜7片，大枣1枚。治疫疟壮热。

（3）柴胡达原饮（《重订通俗伤寒论》）方：柴胡、枳壳、厚朴、青皮、黄芩各5g，炙甘草2g，桔梗3g，草果2g，槟榔6g，荷叶梗5寸。功效：宣湿化痰，透达膜原。主治：往来寒热、胸胁痞满，便秘、溲赤涩者。

53. 清脾饮（《景岳全书·古方八阵》卷五十四方）

功效：和肝健脾，蠲化痰湿。

主治：瘅疟脉来弦数，但热不寒或热多寒少，小便黄赤。

组成：青皮（去白）、厚朴（姜制炒）、白术、草果仁、柴胡（去芦）、茯苓去皮、黄芩、半夏汤泡七次、炙甘草各等份为末，四钱（12g），加生姜五片，水煎服。10味。

【记忆】

（1）歌诀法：

清脾饮是景岳方，柴苓夏草青皮姜；

苍术厚朴草果仁，和肝健脾化痰良。

（2）类比法：小柴胡汤类方，基本方去人参、大枣，加青皮、厚朴、白术、茯苓、草果仁。

（3）联想法：黄财主夏伏后，干吃青果酱。

注：黄——黄芩，财——柴胡，主——白术，夏——半夏，伏——茯苓，后——厚朴，干——甘草，青——青皮，果——草果仁，酱——生姜。

【附记】

方名释：方剂命名法 10，又名清脾汤。

54. **四兽饮**（《景岳全书 · 古方八阵》卷五十四引《简易方》）

功效：和胃消痰。

主治：诸疟。

组成：人参、白术、茯苓、陈皮、半夏、乌梅、草果各等份，炙甘草减半量，生姜五片，大枣三枚。10 味。

【记忆】

（1）歌诀法：

和胃消痰四兽饮，药用草果六君梅；
姜枣同煎莫忘加，能治诸疟此方寻。

（2）类比法：六君子汤类方，基本方加乌梅、草果。

（3）联想法：四兽饮五梅，三国有六君。

注：五梅——乌梅，三——姜、枣、草，国——草果，六君——人参，茯苓、白术、半夏、陈皮、甘草。

【附记】

方名释：方剂命名法 6。

四、表里双解剂

（一）解表攻里方

55. **大柴胡汤**（《伤寒论》方）

功效：外解少阳，内泻热结。

主治：少阳阳明合病证。

组成：柴胡半斤（24g），黄芩三两（9g），芍药三两（9g），半夏洗半升（15g），生姜切五两（15g），枳实炙四枚（9g），大枣擘十二枚（4 枚），大黄二两（6g）。8 味。

【记忆】

（1）歌诀法：

八柴四枳五生姜，芩芍三分二大黄；

半夏半升十二枣，少阳实证下之良。

（2）类比法：小柴胡汤类方，基本方去人参、甘草加大黄、枳实、芍药。

（3）联想法：姜芍药找只胡琴，给将军伴奏。

注：姜——生姜，找——大枣，只——枳实，胡——柴胡，琴——黄芩，伴——半夏。

【附记】

方名释：方剂命名法 5。

56. **防风通圣散**（《宣明论》卷三方）

功效：疏风解表，清热泻下。

主治：外感风邪，内有蕴热之表里实证。

组成：防风、川芎、当归、白芍、连翘、大黄、芒硝、麻黄、薄荷各半两（15g），白术、山栀、荆芥穗各二钱半（7.5g），石膏、黄芩、桔梗各一两（30g），甘草二两（60g），滑石三两

(90g)，为末，每服一两（30g），加姜水煎服。17 味。

【记忆】

（1）歌诀法：

防风通圣大黄硝，荆芥麻黄栀芍翘；
甘桔芎归膏滑石，薄荷芩术力偏饶。

（2）联想法：高山小姐，白抄麻药穷鬼混，巧带黄河风景画。

注：高——石膏，山——山栀，小——芒硝，姐——桔梗，白——白术，抄——甘草，麻——麻黄，药——芍药，穷——川芎，鬼——当归，巧——连翘，带——大黄，黄——黄芩，河——薄荷，风——防风，景——荆芥，画——滑石。

【附记】

（1）方名释：方剂命名法 5。

（2）黑散（《备急千金要方》卷五方）：麻黄、杏仁各 15g，大黄 12g。功效：发表攻里泻毒。主治：小儿变蒸，中夹时行瘟病。

（3）厚朴七物汤（《金匮要略》方）：厚朴 24g，甘草 9g，大黄 9g，枳实 15g，桂枝 6g，大枣 5 枚，生姜 6g。功效：解肌发表，疏泄里实。主治：病腹满，热十日，饮食如故者。

57. 清咽利膈汤（《外科正宗》卷二方）

功效：清热通便，疏风解毒。

主治：积热，咽喉肿痛，乳蛾，喉痹，大便秘结等证。

组成：连翘、黄芩、甘草、桔梗、荆芥、防风、栀子、薄荷、银花、黄连、牛蒡子、玄参各一钱（3g），大黄，朴硝各二钱（6g）。14 味。

【记忆】

（1）歌诀法：

消咽利膈桔荆防，银翘芩连栀大黄；
玄硝牛子甘草薄，积热喉痹乳蛾消。

（2）联想法：元宵节，牛将军喝干银翘，观秦连山风景。元——元参，宵——朴硝，节——桔梗，牛——牛蒡子，喝——薄荷，干——甘草，银——银花，翘——连翘，秦——黄芩，连——黄连，山——山栀，风——防风，景——荆芥。

【附记】

（1）方名释：方剂命名法10。

（2）凉膈消毒饮（《医宗金鉴·痘疹心法要诀》卷五十九方）：荆芥10g，防风10g，连翘15g，薄荷6g，黄芩6g，栀子10g，甘草6g，牛蒡子10g，芒硝6g，大黄6g，灯心6g。功效：解表清里泻毒。主治：小儿疹毒，里热壅盛者。

（二）解表清里方

58. ***石膏汤***（《外台秘要》卷一方）

功效：发汗清热解毒。

主治：表证未解，三焦里热已炽证。

组成：石膏、黄芩、黄连、黄柏各二两（6g），豆豉绵裹一升（15g），栀子十枚（6g），麻黄去节三两（9g），姜、枣、细茶适量（一方无姜、枣、茶）。10味。

【记忆】

（1）歌诀法：

石膏汤用芩柏连，麻黄豆豉山栀全；
清热发汗兼解毒，姜枣细茶一同煎。

（2）联想法：秦柏连打麻将，找山茶膏吃。

注：秦——黄芩，柏——黄柏，连——黄连，麻——麻黄，将——姜，找——枣，山——山栀，茶——细茶，膏——石膏，吃——豆豉。

【附记】

（1）方名释：方剂命名法1，同名方有四。

（2）《伤寒六书》更名三黄石膏汤。

59. 葛根黄芩黄连汤（《伤寒论》方）

功效：解表清里。

主治：表证未解，热邪入里的下利证。

组成：葛根半斤（24g），黄芩三两（9g），黄连三两（9g），炙甘草二两（6g）。4 味。

【记忆】

（1）歌诀法：

二两连芩二两甘，葛根八两论中谈；
喘而汗出脉兼促，误下风邪利不堪。

（2）联想法：秦连割草。

注：秦——黄芩，连——黄连，割——葛根，草——甘草。

【附记】

（1）方名释：方剂命名法 1。

（2）清咽双和饮（《喉症全科紫疹集》卷上方）：桔梗、银花各 5g，当归 3g，赤芍、生地、玄参、赤茯苓各 6g，荆芥、丹皮各 3g，川贝、甘草各 2g，葛根、前胡各 3g，灯心 1g，地浆水煎服。功效：疏表清热，消肿解毒。主治：一切喉症初起。

（三）解表温里方

60. 五积散（《太平惠民和剂局方》卷二方）

功效：解表攻里，消积化痰。

主治：外感风寒，内有五积之证。

组成：白芷、川芎、炙甘草、茯苓（去皮）、当归、肉桂（去粗皮）、芍药、半夏（汤洗七次）各三两（90g），陈皮（去白）、枳壳（去瓤炒）、麻黄（去节）各六两（180g），苍术米泔浸去皮二十四两（720g），桔梗十二两（360g），干姜炒四两（120g），厚朴去粗皮四两（120g）。15 味。

【记忆】

（1）歌诀法：

五积寒食气血痰，桂麻芎芷芍归甘；

平胃二陈姜枳桔，临床运用细详参。

（2）联想法：二陈平胃黄白肉，四物无地将更巧。

注：二陈汤（略），平胃散（略），黄——麻黄，白——白芷，肉——肉桂，四物汤（略）去地黄，将——干姜，更——桔梗，巧——枳壳。

【附记】

（1）方名释：方剂命名法9。

（2）《症因脉治》同名方少当归、芍药。

五、清 热 剂

（一）清气分热方

61. 白虎汤（《伤寒论》方）

功效：消热生津。

主治：阳明经热盛，或温病气分热盛。

组成：石膏碎一斤（30g），知母六两（18g），粳米六合（15g），炙甘草二两（6g）。4味。

【记忆】

（1）歌诀法：

阳明白虎辨非难，难在阳邪背恶寒；
知六膏斤甘二两，米加六合服之安。

（2）联想法：国老母吃粳米糕。

注：母——知母，糕——石膏。

【附记】

（1）方名释：方剂命名法18。柯韵伯云："白虎为西方金神，取以名汤者秋金得令，炎暑自解矣。"为清热祖剂。

（2）本方加人参9g名：白虎加人参汤（《伤寒论》方）。清热除烦，益气生津。

（3）本方加桂枝9g名：白虎加桂枝汤（《金匮要略》方）。清虚热，和营卫。

（4）本方加苍术9g名：白虎加苍术汤（《类证活人书》卷十八）方。清热祛湿。

62. 竹叶石膏汤（《伤寒论》方）

功效：清热生津，益气和胃。

主治：温热病气阴两伤证。

组成：竹叶二把（9g），生石膏一斤（30g），半夏半斤（15g），人参三两（9g），炙甘草二两（6g），麦冬一斤（30g），粳米半斤（15g）。7 味。

【记忆】

（1）歌诀法：

三参二草一斤膏，病后虚羸呕逆叨；
粳夏半升叶二把，麦门还配一升熬。

（2）类比法：白虎汤类方，基本方去知母，加竹叶、人参、麦冬、半夏。

（3）联想法：十国老人冬夏喝粳米粥。

注：十——石膏，人——人参，冬——麦冬，夏——半夏，粥——竹叶。

【附记】

（1）方名释：方剂命名法 1。

（2）加味竹叶汤（《张氏医通》卷十五方）：人参、黄芩各 3g，麦冬 8g，茯苓 5g，竹叶 5g，粳米一撮。功效：清热生津，益气除烦。主治：妊娠心烦证。

63. **栀子豉汤**（《伤寒论》方）

功效：清热除烦。

主治：余热扰胸，心中懊侬，虚烦不眠者。

组成：栀子十四个（9g）擘，淡豆豉四合（9g）绵裹。2 味。

【记忆】

（1）歌诀法：

栀豆豉治何为，烦恼难眠胸室宜；
十四枚栀四合豉，先栀后豉煎法奇。

（2）简便法：记汤头名。

【附记】

（1）方名释：方剂命名法 3。

（2）本方加生姜 15g 名：栀子生姜豉汤（《伤寒论》方）。

治有兼证呕者。

（3）本方加炙甘草6g名：栀子甘草豉汤（《伤寒论》方）。治有兼证少气者。

（4）本方去豆豉加厚朴12g，枳实12g名：栀子厚朴汤（《伤寒论》方）。可消痞除满。

（二）清营凉血方

64. 清营汤（《温病条辨》卷一方）

功效：清营解毒，透热护阴。

主治：温邪传营，身热烦渴，或不渴时有谵语者。

组成：犀角三钱（9g），生地五钱（15g），玄参三钱（9g），竹叶心一钱（3g），银花三钱（9g），连翘二钱（6g），黄连一钱五分（5g），丹参二钱（6g），麦冬三钱（9g）。9味。

【记忆】

（1）歌诀法：

清营汤是条辨方，热入心包营血伤；
犀角丹元连麦地，银翘竹叶卷心藏。

（2）联想法：银翘清营，东西单元连地租。

注：银——银花，翘——连翘，东——麦冬，西——犀角，单——丹参，元——玄参，连——黄连，地——生地，租——竹叶心。

【附记】

方名释：方剂命名法4。

65. 犀角地黄汤（《备急千金要方》卷十二方）

功效：清热解毒，凉血散瘀。

主治：热入营血，扰心动血证。

组成：犀角一两（3g），生地黄八两（24g），芍药三两（9g），牡丹皮二两（6g）。4味。

【记忆】

（1）歌诀法：

犀角地黄芍药丹，血瘀胃热外生斑；
伤寒温疫邪干血，对证施方不用删。

（2）联想法：西地牡丹少。

注：西——犀角，地——生地黄，少——芍药。

【附记】

（1）方名释：方剂命名法5，同名方有四。

（2）苦参地黄丸（《医宗金鉴·外科心法要诀》卷六十九方）：苦参500g，地黄120g。功效：清热凉血，除湿解毒。主治：肠风便后下血。

（3）凉血地黄汤（《兰室秘藏·妇人门》方）：黄芩、荆芥穗、蔓荆子各5g，黄柏、知母、藁本、细辛、川芎各10g，黄连、羌活、柴胡、升麻、防风各15g，生地黄、当归各25g，甘草3g，红花6g。功效：清热凉血，解热滋阴。主治：阴虚火旺之血崩。

66. **凉膈散**（《太平惠民和剂局方》卷六方）

功效：泻火通便。

主治：上、中二焦热邪炽盛。

组成：大黄、朴硝、炙甘草各二十两（600g），山栀仁、薄荷叶、黄芩各十两（300g），连翘二斤半（1250g）为末。每服二钱（6g），加竹叶七片，蜜少许。9味。

【记忆】

（1）歌诀法：

凉膈硝黄栀子翘，黄芩甘草薄荷绕；
竹叶蜜煎疗膈热，中焦燥实服之消。

（2）联想法：黄山国老桥，迷住了肖何将军。

注：黄——黄芩，山——山栀，桥——连翘，迷——蜜，住——竹叶，肖——芒硝，何——薄荷。

【附记】

（1）方名释：方剂命名法19。

（2）《医宗金鉴·眼科心法要诀》卷七十八同名方：大黄、芒硝、车前子、黄芩、知母、炒栀子、茺蔚子各3g，玄参5g。治睑硬睛痛。

67. **先期汤**（《证治准绳·女科》卷一方）

功效：清热调经，凉血养阴。

主治：月经先期，色紫量多烦渴者。

组成：生地、当归、白芍各二钱（6g），黄柏、知母各一钱（3g），黄芩、黄连、川芎、阿胶珠各八分（3g），艾叶、香附、炙甘草各七分（2g）。12味。

【记忆】

（1）歌诀法：

《证治准绳》先期汤，药用胶艾四物方；
知母香附芩柏连，凉血调经炙草襄。

（2）联想法：三黄父母，炒胶艾四物汤。

注：三黄——黄芩、黄连、黄柏，父——香附，母——知母，炒——甘草，胶艾四物汤——阿胶、艾叶、当归、川芎、生地、白芍。

【附记】

方名释：方剂命名法9。

68. **清宫汤**（《温病条辨》卷一方）

功效：清心解毒，养阴生津。

主治：温病误汗，耗伤心液，邪陷心包者。

组成：玄参心三钱（9g），莲子心五分（2g），竹叶卷心二钱（6g），连翘心二钱（6g），连心麦冬二钱（6g），犀角尖二钱（3g）磨冲。6味。

【记忆】

（1）歌诀法：

《温病条辨》用清宫，翘竹莲子玄参心；
连心麦冬犀角尖，养液清心解毒功。

（2）联想法：西园卖竹帘子。

注：西——犀角尖，园——元参心，卖——麦冬，竹——竹叶，帘——连翘心，子——莲子心。

【附记】

方名释：方剂命名法10，清瘟败毒饮同。

69. **清瘟败毒饮**（《疫疹一得》卷下方）

功效：清热解毒，凉血救阴。

主治：火热气血两燔证。

组成：小剂：生石膏八钱至一两二钱（30g），小生地二钱至四钱（9g），犀角二钱至四钱（6g）磨冲，川连一钱至一钱五分（6g），栀子9g，桔梗6g，黄芩9g，知母9g，赤芍12g，玄参12g，连翘9g，甘草6g，丹皮9g，鲜竹叶15g（栀子等10味未注量）。14味。

【记忆】

（1）歌诀法：

清瘟败毒地连芩，甘知丹石竹叶寻；
犀角玄翘栀芍桔，清热解毒兼滋阴。

（2）联想法：十亩草原竹地少，黄山连接西单桥。

注：十——石膏，亩——知母，草——甘草，原——玄（元）参，竹——竹叶，地——生地，少——赤芍，黄——黄芩，山——山栀，连——黄连，接——桔梗，西——犀角，单——丹皮，桥——连翘。

70. **化斑汤**（《温病条辨》卷一方）

功效：清热救阴，解毒化斑。

主治：温病发斑，神昏谵语口渴者。

组成：石膏一两（30g），知母四钱（12g），生甘草、玄参各三钱（9g），犀角二钱（6g），粳米一合（15g）。6味。

【记忆】

（1）歌诀法：

清热救阴化斑汤，神昏谵语用之良；
石膏知母生甘草，玄参犀角粳米襄。

（2）类比法：白虎汤类方，基本方加玄参、犀角。

（3）联想法：西园白虎汤。

注：西——犀角，园——玄参，白虎汤——石膏、知母、粳米、甘草。

【附记】

（1）方名释：方剂命名法4。

（2）《张氏医通》卷十五同名方：玄参30g，牛蒡子15g，柴胡、木通各9g，荆芥、防风各6g，连翘、枳壳、蝉蜕各5g，生甘草3g，灯心10g，淡竹叶6g。治痘斑夹出者。

（三）清热解毒方

71. 清热解毒汤（《张氏医通》卷十五方）

功效：清热解毒。

主治：疮疡、焮肿赤痛，形病俱实者。

组成：黄连酒炒、栀子炒黑、连翘、当归各一钱五分（5g），芍药、生地各一钱（3g），银花二钱（6g），甘草六分（2g）。8味。

【记忆】

（1）歌诀法：

清热解毒医通方，银翘芍甘归地黄；
黄连栀子两相宜，疮疡焮肿服之良。

（2）联想法：银桥要归黄山草地。

注：银——银花，桥——连翘，要——芍药，归——当归，黄——黄连，山——山栀，草——甘草，地——生地。

【附记】

（1）方名释：方剂命名法4。

（2）《张氏医通》卷十六同名方：生石膏30g，知母15g，炙甘草6g，人参6g，羌活、升麻、葛根、白芍药、黄芩各

10g，黄连6g，生地黄30g，生姜6g。治时疫大热。

（3）化毒丹（《疡科选粹》卷二方）：乳香、没药各15g，巴豆49粒，草乌、海浮石各30g。功效：清热祛风，泻火解毒。主治：恶疱肿毒初起。

72. 黄连解毒汤（《外台秘要》卷一引崔氏方）

功效：泻火解毒。

主治：三焦热盛。

组成：黄连三两（9g），黄芩二两（6g），黄柏二两（6g），栀子十四枚（9g）。4味。

【记忆】

（1）歌诀法：

黄连解毒汤四味，黄芩黄柏栀子配；
热势猖狂心烦躁，一切火郁服之退。

（2）联想法：秦柏连山。

注：秦柏连——黄芩、黄柏、黄连，山——栀子。

【附记】

方名释：方剂命名法5。

73. 普济消毒饮（《东垣试效方》卷九方）

功效：清热解毒，疏风散邪。

主治：风热疫毒上攻之大头瘟证。

组成：黄芩酒炒、黄连各半两（15g），柴胡、桔梗、陈皮、生甘草、玄参各二钱（6g），连翘、板蓝根、马勃、牛蒡子、薄荷各一钱（3g），僵蚕、升麻各七分（2g）。14味。

【记忆】

（1）歌诀法；

普济消毒蒡芩连，甘桔蓝根勃翘玄；
升柴陈薄僵蚕入，大头瘟毒此方先。

（2）联想法：湖河陈舟残桥栏，草原牛马琴声连。

注：湖——柴胡，河——薄荷，陈——陈皮，舟——桔梗，残——僵蚕，桥——连翘，栏——板蓝根，草——甘草，原——玄参，牛——牛蒡子，马——马勃，琴——黄芩，声——升麻，连——黄连。

【附记】

（1）方名释：方剂命名法4。

（2）原方名“普济消毒饮子”，一方有人参三钱。

（3）犀角解毒饮（《医宗金鉴·外科心法要诀》卷五十一方）：犀角3g，牛蒡子15g，荆芥、防风、连翘、金银花各10g，赤芍15g，甘草、黄连各6g，生地30g，灯心3g。功效：清火凉血解毒祛风。主治：小儿赤热风，色若涂丹游走不定者。

（4）加味消毒饮（《张氏医通》卷十五方）：荆芥7g，防风6g，牛蒡子15g，甘草5g，紫草10g，糯米15g。功效：疏风清热，透疹解毒。主治：痘疹血热，咽喉不利。

74. 四妙勇安汤（《验方新编》卷二方）

功效：清热解毒，活血止痛。

主治：脱疽证。

组成：元参三两（90g），当归二两（60g），金银花三两（90g），生甘草一两（30g）。4味。

【记忆】

（1）歌诀法：

四妙勇安治脱疽，当归甘草元参属；
银花解毒兼清热，气血流通结自无。

（2）联想法：银元当草不识四妙。

注：银——银花，元——玄参，当——当归，草——甘草。

【附记】

方名释：方剂命名法8，本方原著无方名，五味消毒饮同。

75. 五味消毒饮（《医宗金鉴·外科心法要诀》卷七十二方）

功效：清热解毒，消散疔疮。

主治：各种疔毒痈疮疖肿。

组成：金银花三钱（9g），野菊花、蒲公英、紫花地丁、紫背天葵各一钱二分（4g）。5味。

【记忆】

（1）歌诀法：

五味消毒蒲公英，银花野菊紫地丁；
更有天葵解热毒，疮疡疔毒总能平。

（2）联想法：野花铺天地。

注：野——野菊花，花——银花，铺——蒲公英，天——紫背天葵，地——紫花地丁。

76. **仙方活命饮**（《校注妇人良方》卷二十四方）

功效：清热解毒，消肿溃坚，活血止痛。

主治：疮疡肿毒初起。

组成：炙穿山甲、天花粉、白芷、炒皂角刺、当归尾、甘草、赤芍、乳香、没药、防风、贝母各一钱（3g），陈皮、金银花各三钱（9g）。13味。

【记忆】

（1）歌诀法：

仙方活命金银花，防芷归陈草芍加；
贝母花粉兼乳没，山甲皂刺酒煎嘉。

（2）联想法：陈母没乳花甲子，灶房金银当草烧。

注：陈——陈皮，母——贝母，没——没药，乳——乳香，花——天花粉，甲——穿山甲，子——白芷，灶——皂刺，房——防风，金银——金银花，当——当归尾，草——甘草，烧——赤芍。

【附记】

（1）方名释：方剂命名法6，又名真人活命饮，活命饮。

（2）薏苡附子败酱散（《金匮要略》方）：薏苡仁10g，附子2g，败酱草5g。功效：排脓消肿。主治：肠痈成脓。

77. **养阴清肺汤**（《重楼玉钥》卷上方）

功效：养阴清热解毒。

主治：白喉、咽干证。

组成：生地二钱（6g），玄参一钱半（5g），麦冬一钱二分（4g），川贝母去心、丹皮、炒白芍各八分（3g），生甘草、薄荷各五分（2g）。8味。

【记忆】

（1）歌诀法：

养阴清肺生地黄，玄麦贝母丹皮襄；
白芍甘草薄荷加，解毒清热养阴方。

（2）联想法：何母地少，去丹麦草原了。

注：何——薄荷，母——贝母，地——生地，少——白芍，丹——丹皮，麦——麦冬，草——甘草，原——玄（元）参。

【附记】

（1）方名释：方剂命名法4。

（2）清咽栀豉汤（《疫喉浅论》卷下方）：山栀9g，豆豉6g，金银花9g，薄荷6g，牛蒡子9g，甘草6g，蝉蜕3g，芒根15g，灯心6g，竹叶6g，白僵蚕9g，犀角3g，连翘6g，桔梗6g，马勃6g。功效：疏风清热，消肿解毒。主治：疫喉，邪郁未透，内火已炽者。

（四）清诸经热方

78. **导赤散**（《小儿药证直诀》卷下方）

功效：清心利水。

主治：心经热盛，或移热于小肠者。

组成：生地、木通、生甘草梢各等份，加竹叶水煎（一方不用甘草用黄芩）。4味。

【记忆】

（1）歌诀法：

导赤散中生地黄，草梢木通竹叶良；

小肠湿热因心火，淋痛难当口舌疮。

（2）联想法：竹竿通地。

注：竹——竹叶，竿——甘草，通——木通，地——生地。

【附记】

方名释：方剂命名法20，同名方有三。

79. 龙胆泻肝汤（《医宗金鉴》方）

功效：泻肝胆实火，清下焦湿热。

主治：肝经实火上炎之目赤，胁痛口苦证，或湿热下注之淋证，带下证。

组成：龙胆草酒炒三钱（9g），黄芩炒、栀子酒炒、生地酒炒、泽泻各二钱（6g），木通二钱（6g），车前子一钱（3g），当归酒洗五分（2g），柴胡二钱（6g），甘草五分（2g）。10味。

【记忆】

（1）歌诀法：

龙胆泻肝栀芩柴，生地车前泽泻偕；
木通甘草当归合，肝经湿热力能排。

（2）联想法：黄子龙推木车，当地卸柴草。

注：黄——黄芩，子——栀子，龙——龙胆草，木——木通，车——车前子，当——当归，地——生地，卸——泽泻，柴——柴胡，草——甘草。

【附记】

（1）方名释：方剂命名法5，同名方有三。

（2）《兰室秘藏》方少黄芩、栀子、甘草，故选《医宗金鉴》今人习用之方。

80. 左金丸（《丹溪心法》卷一方）

功效：清泻肝火。

主治：肝经火旺，胁痛嘈杂，口苦咽干证。

组成：黄连姜汁泡六两（180g），吴茱萸盐水泡一两（30g）。2 味。

【记忆】

（1）歌诀法：

连萸六一左金丸，肝经郁火此当餐；
胁痛吞酸还嗳气，辛开苦降冲逆安。

（2）联想法：鲢鱼清肝。

注：鲢——黄连，鱼——吴茱萸。

【附记】

方名释：方剂命名法 20。王旭高云“左金者，木从左而制从金也”。黄连泻心火，使肺金不受克伐故名。又名回令丸、萸连丸、古萸连丸、四金丸。

（2）当归龙荟丸（《丹溪心法》卷四方）：当归、龙胆草、栀子、黄连、黄柏、黄芩各 30g，大黄、芦荟各 15g，木香 5g，麝香 1. 5g。功效：清胆泻肝，攻下行滞。主治：肝胆实火之眩晕，胁痛抽搐证。

81. **清肝汤**（《类证治裁》卷六方）

功效：清肝和营。

主治：气滞胁痛。

组成：白芍药一钱半（5g），当归、川芎各一钱（3g），栀子、丹皮各四分（2g），柴胡八分（3g）。6 味。

【记忆】

（1）歌诀法：

类证治裁清肝汤，芍药川芎栀子当；
柴胡丹皮六味全，气滞胁痛病自康。

（2）类比法：四物汤类方，基本方去生地，加柴胡、丹皮、栀子。

（3）联想法：单知穷鬼财物少。

注：单——丹皮，知——栀子，穷——川芎，鬼——当归，

财——柴胡，少——白芍。

【记忆】

（1）方名释：方剂命名法4。

（2）清肝芦荟丸（《外科正宗》卷二方）：当归、白芍、生地、川芎各60g，黄连、青皮、海蛤粉、昆布、芦荟、皂角、甘草节各15g，神曲糊丸。功效：清肝解郁，养血舒筋。主治：恼怒伤肝，肝郁结瘤，遇喜则安，遇怒则痛者。

（3）柴胡清肝汤（《医宗金鉴·外科心法要诀》卷六十三方）：当归、连翘各6g，生地、赤芍、牛蒡子、柴胡各5g，黄芩、山栀、天花粉、防风、川芎、甘草各3g。功效：清肝宣郁。主治：鬓疽初起。

82. 泻肝散（《银海精微》卷上方）

功效：泻肝火，消翳障。

主治：花翳白陷。

组成：黄芩、桔梗、芒硝、大黄、元参、羌活、车前子、当归、知母、龙胆草各等份。10味。

【记忆】

（1）歌诀法：

《银海精微》泻肝散，桔芩硝黄羌活元；
车前贝归龙胆草，泻肝消翳用水煎。

（2）联想法：元宵节，车将军智擒活龙归。

注：元——元参，宵——芒硝，节——桔梗，车——车前子，将军——大黄，智——知母，擒——黄芩，活——羌活，龙——龙胆草，归——当归。

【附记】

（1）方名释：方剂命名法4。清胃散同。

（2）同名方有六，均《银海精微》方，治目疾，药味有出入。

83. 清胃散（《兰室秘藏·口齿咽喉门》方）

功效：清胃泻火，养阴凉血。

主治：阳明热盛，身痛喜冷恶热者。

组成：归身、黄连夏日加倍，生地酒制各三分（6g），牡丹皮五分（9g），升麻一钱（15g）。5味。

【记忆】

（1）歌诀法：

清胃散用升麻连，当归生地牡丹全；

或益石膏清胃热，口疮吐衄及牙宣。

（2）联想法：当地黄连胜牡丹。

注：当——当归，地——生地，胜——升麻。

【附记】

（1）同名方有四。

（2）清胃汤（《审视瑶函》卷四方）：炒栀子、枳壳、苏子各6g，煅石膏、炒黄连、陈皮、连翘、归尾、芥穗、黄芩、防风各8g，甘草3g。功效：清热泻火，祛风解毒。主治：阳明积热，眼泡红肿者。

84. 玉女煎（《景岳全书·新方八阵》卷五十一方）

功效：养阴清热。

主治：阴虚胃热，牙痛头痛证。

组成：石膏三至五钱（9～15g），熟地三钱至一两（9～30g），麦冬二钱（6g），牛膝、知母各一钱半（5g）。5味。

【记忆】

（1）歌诀法；

玉女煎用熟地黄，石膏知麦牛膝襄；

阴虚胃火相兼病，烦热牙痛失血良。

（2）联想法：十亩麦地一头牛。

注：十——石膏，亩——知母，麦——麦冬，地——熟地，牛——牛膝。

【附记】

（1）方名释：方剂命名法6。古人称“德容如玉之美女为玉女”，比喻本方滋肾清胃，使人身好如玉女故名。

（2）加减玉女煎（《温病条辨》卷一方）：玉女煎去牛膝加玄参12g，易熟地为生地18g。功效：清热生津，凉血救阴。主治：太阴温病，气血两燔者。

85. **泻黄散**（《小儿药证直诀》卷下方）

功效：清脾胃伏热。

主治：脾胃伏火，口燥唇干，口疮诸证。

组成：栀子一钱（3g），石膏五钱（15g），藿香七钱（21g），防风去芦切焙四两（120g），甘草三两（90g）。5味。

【记忆】

（1）歌诀法：

泻黄甘草与防风，石膏栀子藿香充；
炒香蜜酒调和服，胃热口疮并见功。

（2）联想法：风火山石草。

注：风——防风，火——藿香，山——山栀，石——石膏，草——甘草。

【附记】

（1）方名释：方剂命名法20，泻白散同。

（2）又名“泻脾散”。

（3）《幼幼集成》卷四同名方：赤苓、黄芩、黄柏、黄连、黑栀子、泽泻、茵陈各3g，灯心十茎。治小儿心脾有热，舌不运不吮乳者。

86. **泻白散**（《小儿药证直诀》卷下方）

功效：泻肺清热，平喘止咳。

主治：肺热咳嗽证。

组成：地骨皮、桑白皮各一两（30g），生甘草一钱

(3g)，粳米一撮（15g）。4 味。

【记忆】

（1）歌诀法：

泻白甘桑地骨皮，再加粳米四般宜；
日晡烦热脉细数，肺热喘嗽此方施。

（2）联想法：草地白耕。

注：草——甘草，地——地骨皮，白——桑白皮，耕——粳米。

【附记】

又名泻肺散，同名方有三。

87. 苇茎汤（《备急千金要方》卷十七方）

功效：清肺化痰，逐瘀排脓。

主治：肺痈。

组成：苇茎切二升（30g），薏苡仁半升（15g），冬瓜仁半升（15g），桃仁三十枚（9g）。4 味。

【记忆】

（1）歌诀法：

苇茎汤方出《千金》，桃薏冬瓜均用仁；
瘀热肺脏成痈毒，化浊排脓病自宁。

（2）联想法：韦冬已逃。

注：韦——苇茎，冬——冬瓜仁，已——薏苡仁，逃——桃仁。

【附记】

方名释：方剂命名法 1。本方原书无方名，方名来自《外台秘要》卷十方。

88. 益气清金汤（《医宗金鉴·外科心法要诀》卷六十六方）

功效：益气清肺。

主治：喉瘤，形如元眼，红丝相裹者，

组成：桔梗三钱（9g），黄芩二钱（6g），浙贝母、麦冬、炒牛蒡子各一钱五分（5g），人参、茯苓、陈皮、山栀、薄荷、生甘草各一钱（3g），紫苏五分（2g），竹叶三十片（9g）。13味。

【记忆】

（1）歌诀法：

益气清金汤桔芩，栀苓陈麦牛子参；
紫苏薄贝竹叶草，喉瘤用之清肺金。

（2）联想法：牛国老和陈母人勤，借卖紫竹致富。

注：牛——牛蒡子，和——薄荷，陈——陈皮，母——贝母，人——人参，勤——黄芩，借——桔梗，卖——麦冬，紫——紫苏，竹——竹叶，致——山栀，富——茯苓。

【附记】

（1）方名释：方剂命名法4。

（2）门冬清肺汤（《证治准绳·幼科》集六方）：天冬、麦冬、知母、贝母、桔梗、款冬、甘草、牛蒡子、杏仁、马兜铃、桑白皮、地骨皮各等分。功效：清肺降火，化痰止咳。主治：麻疹退后咳甚气喘频作者。

89. **白头翁汤**（《伤寒论》方）

功效：清热化湿，凉血止痢。

主治：热利下重，腹痛便血证。

组成：白头翁二两（6g），黄柏三两（9g），黄连三两（9g），秦皮三两（9g）。4味。

【记忆】

（1）歌诀法：

三两黄连柏与秦，白头二两妙通神；
病缘热利时思水，下重难通此药珍。

（2）联想法：秦柏连是个白头翁。

注：秦——秦皮，柏——黄柏，连——黄连。

【附记】

方名释：方剂命名法1，芍药汤同。

90. 芍药汤（《素问·病机气宜保命集》卷中方）

功效：清热解毒，调和气血。

主治：湿热痢。

组成：芍药一两（30g），当归、黄芩、黄连各半两（15g），大黄三钱（9g），肉桂二钱半（8g），槟榔、木香、炙甘草各二钱（6g）。9味。

【记忆】

（1）歌诀法：

芍药汤用芩连香，大黄肉桂草槟榔；
归芍和血调气血，湿热成痢自尔康。

（2）联想法：秦香连当官，大吵要郎。

注：秦——黄芩，香——木香，连——黄连，当——当归，官——官桂，大——大黄，吵——甘草，要——芍药，郎——槟榔。

【附记】

同名方有六。

（五）清热祛暑方

91. 清暑益气汤（《温热经纬》卷四方）

功效：清暑益气，养阴生津。

主治：暑热耗气伤津，身热汗多，口渴心烦，体倦少气，脉虚败者。

组成：西洋参5g，石斛15g，麦冬9g，黄连3g，竹叶6g，荷梗15g，甘草3g，知母6g，粳米15g，西瓜翠衣30g（原书未著分量）。10味。

【记忆】

（1）歌诀法：

清暑益气洋参良，竹叶知母荷梗强；
麦冬甘斛连瓜翠，气阴耗伤此方尝。

（2）联想法：东庚知草黄，西湖荷叶翠。

注：东——麦冬，庚——粳米，知——知母，草——甘草，黄——黄连，西——西洋参，湖——石斛，荷——荷粳，叶——竹叶，翠——西瓜翠衣。

【附记】

（1）方名释：方剂命名法4. 清络饮同。

（2）又名“王氏清暑益气汤”。

（3）《脾胃论》卷中同名方：黄芪、苍术、升麻各3g，人参、泽泻、神曲、橘皮、白术各5g，麦冬、归身、炙甘草各3g，黄柏、青皮各2.5g，葛根2g，五味子9g。益气生津，除湿清热。

（4）清暑汤（《外科真诠》方）：连翘、花粉、赤芍、甘草、滑石、车前子、金银花、泽泻各等分。功效：清暑利水解毒。主治：外感暑热，头面生石疖者。

92. 清络饮（《温病条辨》卷一方）

功效：祛暑清肺。

主治：暑伤肺经气分之轻证，或暑温汗后余邪未解者。

组成：鲜荷叶边、鲜银花、西瓜翠衣、丝瓜皮、鲜竹叶心各二钱（6g），鲜扁豆花一枚（3g）。6味。

【记忆】

（1）歌诀法：

清络饮治暑热伤，荷叶翠衣双花良；

豆花竹叶丝瓜皮，治暑防暑鲜用强。

（2）联想法：西施河边摘花叶。

注：西——西瓜翠衣，施——丝瓜皮，河——荷叶，边——鲜扁豆花，花——银花，叶——竹叶。

【附记】

桂苓甘露饮（《医学起源》卷中方）：茯苓、猪苓、白术、泽泻、炙甘草各30g，寒水石30g，官桂15g，滑石60g，《景岳全书》加石膏。功效：祛暑清热，化气利湿。主治：中暑受湿。

93. **香薷散**（《太平惠民和剂局方》卷二方）

功效：祛暑解表，化湿和中。

主治：夏月外感于寒，内伤于湿证。

组成：香薷去土一斤（500g），白扁豆微炒，厚朴去粗皮姜汁炙熟各半斤（250g）。3 味。

【记忆】

（1）歌诀法：

三物香薷豆朴先，祛暑解表功效坚；
化滞疏中调脾胃，感寒伤湿此方煎。

（2）联想法：普遍香。

注：普——厚朴，遍——白扁豆，香——香薷。

【附记】

（1）方名释：方剂命名法 1，又名香薷饮，三物香薷散。

（2）加黄连 60g 名：黄连香薷饮（《类证活人书》卷十八方）。治霍乱吐利等。

（3）加银花、连翘各 9g 名：新加香薷饮（《温病条辨》卷一方）。祛暑清热，化湿和中。

（4）加茯苓 15g，甘草 6g 名：五物香薷饮（《医方集解》方）。治伤寒暑，呕逆泄泻。

（5）加茯苓 15g，甘草 6g，木瓜 10g 名：六味香薷饮（《医方集解》方）。治中暑湿胜，恶心呕吐泄泻。

94. **六一散**（《类证治裁》卷一方）

功效：清暑利湿。

主治：暑热口渴，心烦小便淋痛者。

组成：滑石六两（180g），甘草一两（30g）。2 味。

【记忆】

（1）歌诀法：

六一散中滑石草，暑湿为病此方好；
甘淡清热利湿剂，身热烦渴泻痢保。

（2）联想法：滑溜一枝草。

注：滑溜——滑石六份，一枝草——甘草一份。

【附记】

（1）方名释：方剂命名法7。《宣明论方》卷十名益元散，又名天水散、太白散。

（2）加辰砂9g名：辰砂六一散（辰砂益元散）（《全国中药成药处方集》）。治暑热烦渴，惊悸多汗。

（3）加青黛9g名：碧玉散（《宣明论方》卷十方）。治暑热病兼目赤咽痛或口舌生疮者。

（4）加薄荷6g名：鸡苏散（《宣明论方》卷十方）。治暑湿而兼表证者。

（六）清虚热方

95. 青蒿鳖甲汤（《温病条辨》卷三方）

功效：养阴凉血，清热生津。

主治；温病后期，邪伏阴分证。

组成：青蒿二钱（6g），鳖甲五钱（15g），生地四钱（12g），知母二钱（6g），丹皮三钱（9g）。5味。

【记忆】

（1）歌诀法：

青蒿鳖甲地知丹，热自阴来仔细看；
夜热早凉无汗出，养阴透热服之安。

（2）联想法：贾母生丹卿。

注：贾——鳖甲，母——知母，生——生地，丹——牡丹皮，卿——青蒿。

【附记】

（1）方名释：方剂命名法1。

（2）《温病条辨》卷二同名方：青蒿9g，鳖甲15g，知母、牡丹皮、桑叶、天花粉各6g。治少阳证邪热伤阴。

96. **清心莲子饮**（《太平惠民和剂局方》卷五方）

功效：益气阴，清心火，交心肾，止淋浊。

主治：心中蓄积，抑郁烦躁，上盛下虚，病后气不收敛，阳浮于外之证。

组成：黄芩、麦冬、地骨皮、车前子、炙甘草各五钱（15g），石莲肉、茯苓、炙黄芪、人参各七钱五分（20g）。9味。

【记忆】

（1）歌诀法：

《局方》清心莲子饮，参苓芪连地骨芩；
麦冬车前炙甘草，益气止浊交心肾。

（2）联想法：二黄雇人，扶灵车卖草纸。

注：二黄——黄芪、黄芩，雇——地骨皮，人——人参，扶灵——茯苓，车——车前子，卖——麦冬，草——甘草，纸——莲子心。

【附记】

方名释：方剂命名法5，同名方有三。

97. **清骨散**（《证治准绳·类方》第一册方）

功效：清虚热，退骨蒸，养阴清火。

主治：虚劳骨蒸，或低热日久不退，脉细数者。

组成：银柴胡一钱五分（5g），鳖甲醋炒、地骨皮、青蒿、知母、秦艽、胡黄连各一钱（3g），甘草五分（2g）。8味。

【记忆】

（1）歌诀法：

清骨散用银柴胡，胡连秦艽鳖甲符；
地骨青蒿知母草，骨蒸劳热保无虞。

（2）联想法：亲家母交银财胡炒股

注：亲——青蒿，家——鳖甲，母——知母，交——秦艽，

银财——银柴胡，胡——胡黄连，炒——甘草，股——地骨皮。

【附记】

方名释：方剂命名法9。

98. **清骨滋肾汤**（《傅青主女科》卷上方）

功效：清热滋阴。

主治：骨蒸夜热，遍体火焦，口干舌燥，咳嗽吐沫，难于生育者。

组成：地骨皮一两（30g），牡丹皮、麦冬、玄参、沙参各五钱（15g），白术三钱（9g），石斛二钱（6g），五味子五分（2g）。8味。

【记忆】

（1）歌诀法：

傅山清骨滋肾汤，骨蒸夜热用此方；
牡丹地皮麦斛味，玄参沙参白术尝。

（2）联想法：玄五门白牡丹杀地虎。

注：玄——玄参，五——五味子，门——麦冬，白——白术，杀——沙参，地——地骨皮，虎——石斛。

【附记】

方名释：方剂命名法4。

99. **秦艽鳖甲散**（《卫生宝鉴》卷五方）

功效：滋阴养血，清热除蒸。

主治：骨蒸劳热。

组成：柴胡、鳖甲酥炙、地骨皮各一两（30g），秦艽、知母、当归各五分（15g），青蒿五叶（6g），乌梅一个（3g）。8味。

【记忆】

（1）歌诀法：

骨蒸秦艽鳖甲散，柴胡地骨知母先；

当归青蒿和乌梅，滋阴清热养血专。

（2）联想法：吾弟才请秦家母归。

注：吾——乌梅，弟——地骨皮，才——柴胡，请——青蒿，秦——秦艽，家——鳖甲，母——知母，归——当归。

【附记】

方名释：方剂命名法1，地骨皮散同。

100. **地骨皮散**（《太平圣惠方》卷五十五方）

功效：养阴血，清虚热。

主治：身黄肌战，鼻衄脚疼喜冷。

组成：地骨皮、柴胡、羚羊角屑、炙甘草各一两（30g），人参二两（60g），生地黄汁半合（15g）。6味。

【记忆】

（1）歌诀法：

地骨皮散用炙草，参柴地黄羚角屑；
滋阴养血清虚热，髓黄肌战鼻衄消。

（2）联想法：胡人炒黄羊皮。

注：胡——柴胡，人——人参，炒——甘草，黄——地黄，羊——羚羊角，皮——地骨皮。

六、治 风 剂

（一）疏散外风方

101. **川芎茶调散**（《太平惠和民和剂局方》卷二方）

功效：散风邪，止头痛。

主治：诸风上攻，偏正头痛，妇人血风攻疰等证。

组成：白芷、甘草、羌活各二两（60g），荆芥去梗、川芎各四两（120g），细辛一两（30g），防风一两五钱（45g），薄荷叶不见火八两（240g），为细末二钱（6g），食后清茶调下。8 味。

【记忆】

（1）歌诀法：

川芎茶调散荆防，辛芷薄荷甘草羌；
目昏鼻塞风攻上，偏正头痛悉能康。

（2）联想法：西京穷，草房薄纸墙。

注：西——细辛，京——荆芥，穷——川芎，草——甘草，房——防风，薄——薄荷，纸——白芷，墙——羌活。

【附记】

（1）方名释：方剂命名法 1。

（2）一本无细辛，作炒香附。

（3）《银海精微》卷上同名方：川芎、防风、羌活、甘草、石决明、木贼炒、石膏、荆芥、菊花、薄荷各 30g。治一切热泪，眼弦赤烂。

（4）菊花茶调散（《银海精微》卷下方）：本方加菊花、僵蚕、蝉蜕各 6g。治风热上攻，偏正头痛。

102. **牵正散**（《杨氏家藏方》卷一方）

功效：祛风化痰。

主治：口眼歪斜，面筋抽动证。

组成：白附子、白僵蚕、全蝎去毒各等分，生用为末一钱（3g），热酒下。3味。

【记忆】

（1）歌诀法：

牵正散治口眼偏，白附僵蚕全蝎研；
每服一钱热酒下，络中风痰服此安。

（2）联想法：白虫僵蚕。

注：白——白附子，虫——全蝎。

【附记】

方名释：方剂命法10。

103. **玉真散**（《外科正宗》卷四方）

功效：祛风化痰，定搐止痉。

主治：破伤风证。

组成：天南星、防风、白芷、天麻、羌活、白附子各等分为末。6味。

【记忆】

（1）歌诀法：

玉真散治破伤风，紧急牙关体角弓；
天麻星附羌防芷，祛风止痉有奇功。

（2）联想法：白附马强止南房。

注：马——天麻，强——羌活，止——白芷，南——天南星，房——防风。

【附记】

（1）方名释：方剂命名法18。

（2）《普济本事方》卷六同名方：天南星、防风各等分为末。治破伤风，打扑损伤。

104. **苍耳子散**（《济生方》卷五方）

功效：疏风清热，通鼻窍。

主治：鼻渊证。

组成：苍耳子炒二钱半（10g），白芷一两（30g），薄荷五分（2g），辛夷五钱（15g），为末二钱（6g），葱茶汤调服。4 味。

【记忆】

（1）歌诀法：

苍耳子散治鼻渊，白芷薄荷辛夷添；

疏风清热通鼻窍，鼻塞浊涕服之安。

（2）联想法：藏耳朵的纸盒遗了。

注：藏耳——苍耳子，纸——白芷，盒——薄荷，遗——辛夷。

【附记】

（1）方名释：方剂命名法 1。

（2）辛夷散（《济生方》卷五方）：辛夷、细辛、藁本、升麻、川芎、木通、防风、羌活、炙甘草、白芷各等分为末。功效：疏风镇痛通窍。主治：肺虚，感风寒湿热之气，鼻塞者。

105. 续命汤（《金匮要略》引《古今录验方》）

功效：扶正祛风。

主治：中风痱，体不收，口不言，不得转侧，或但伏不得卧，面目浮肿者。

组成：麻黄、人参、桂心、甘草、干姜、当归、石膏各三两（9g），川芎一两（3g）（据《外台秘要》补入），杏仁 40 枚（6g）。9 味。

【记忆】

（1）歌诀法：

姜归参桂草膏麻，三两均匀切莫差；

《古今录验》主邪风，四十杏仁芎两半。

（2）类比法：麻黄汤合佛手散。基本方加人参、干姜、石膏。

（3）联想法：石匠人穷，当喝麻黄汤。

注：石——石膏，匠——干姜，人——人参，穷——川芎，当——当归，麻黄汤——麻黄、杏仁、桂枝、甘草。

【附记】

（1）方名释：方剂命名法6。又名古今录验续命汤。

（2）同名方有五。

（3）小续命汤（《备急千金要方》卷八方）：麻黄、防己、人参、黄芩、桂心、甘草、芍药、川芎、杏仁各30g，附子30g，防风45g，生姜150g。功效：扶正祛风。主治：中风，口眼歪斜，半身不遂等。

106. **小活络丹**（《太平惠民和剂局方》卷一方）

功效：疏风祛寒，除湿化痰，行瘀通络。

主治：风寒湿痹证，中风手足不仁证。

组成：川乌、草乌俱炮、地龙、天南星炮各六两（180g），乳香、没药各二两二钱（66g）。6味。

【记忆】

（1）歌诀法：

小活络丹川草乌，地龙胆星没药乳；
中风手足皆麻木，湿痰恶心服之除。

（2）联想法：川草乌上天，乳没药下地。

注：天——天南星，地——地龙。

【附记】

（1）方名释：方剂命名法4，原名活络丹。

（2）《景岳·古方八阵》易天南星为胆星。

（3）大活络丹（《兰台轨范》方）：白花蛇、乌梢蛇、威灵仙、两头尖、草乌、天麻、全蝎、首乌、龟板、麻黄、贯众、炙草、羌活、官桂、藿香、乌药、黄连、熟地、大黄、木香、沉香各60g，细辛、赤芍、没药、丁香、乳香、僵虫、天南星、青皮、碎补、白豆蔻、安息香、黑附子、黄芩、茯苓、香附、玄参、白术各30g，防风60g，葛根、虎胫骨、当归各

45g，血竭 21g，地龙、犀角、麝香、松脂各 15g，牛黄、冰片各 4. 5g，人参 90g。功能：搜风祛痰，泻热解毒，行气化瘀。

107. **独活寄生汤**（《备急千金要方》卷八方）

功效：益肝肾，补气血，祛风湿，止痹痛。

主治：肝肾两亏、气血不足之风寒湿痹。

组成：独活三两（90g），桑寄生、秦艽、防风、细辛、当归、芍药、川芎、干地黄、杜仲、牛膝、人参、茯苓、桂心、甘草各二两（各 60g）。15 味。

【记忆】

（1）歌诀法：

独活寄生艽防辛，芎归地芍桂苓均；
杜仲牛膝人参草，冷风顽痹屈能伸。

（2）联想法：秦桂吸毒中风，八珍寄牛杀猪。

注：秦——秦艽，桂——官桂，吸——细辛，毒——独活，中——杜仲，风——防风，八珍汤（略）去白术加寄生、牛膝。

【附记】

（1）方名释：方剂命名法 1。

（2）三痹汤（《校注妇人良方》卷三方）：独活寄生汤去桑寄生加黄芪、川断各 60g，生姜 30g。功效主治同。

108. **三生饮**（《太平惠民和剂局方》卷一方）

功效：助阳祛寒，理气化痰。

主治：卒中，痰气上壅，气虚眩晕等证。

组成：生南星一两（30g），生川乌去皮、生附子去皮各半两（15g），木香一分（3g），生姜十五片（6g）。5 味。

【记忆】

（1）歌诀法：

三生饮用乌附星，三皆生用木香听；
为末水煎加生姜，卒中痰迷服此灵。

（2）联想法：湘江幸福屋。

注：湘——木香，江——生姜，幸——南星，福——附子，屋——川乌。

【附记】

方名释：方剂命名法15。

109. *蠲痹汤*（《杨氏家藏方》卷四方）

功效：补气和营，疏风祛湿。

主治：风湿痹痛，手足麻痹证。

组成：羌活、姜黄、酒当归、炙黄芪、白芍药、防风各一两半（45g），炙甘草半两（15g），生姜五片（2g）。8味。

【记忆】

（1）歌诀法：

《杨氏家藏》蠲痹汤，黄芪姜黄芍归羌；
防风生姜炙甘草，疏风补气和营良。

（2）联想法：祁江草将黄，少了挡风墙。

注：祁——黄芪，江——生姜，草——甘草，将黄——姜黄，少——白芍，挡——当归，风——防风，墙——羌活。

【附记】

（1）方名释：方剂命名法10。

（2）《杂病源流犀烛·身形门》方：无防风，加薄荷、桂枝。

（3）《医学心悟》卷三同名方：羌活、独活、秦艽各3g，桑枝、当归各9g，川芎2g，炙甘草、桂心各3g，海风藤6g，乳香、木香各2g。治风寒湿痹证。

（4）五痹汤（《太平惠民和剂局方》卷一方）：姜黄、羌活、白术、防己各30g，炙甘草15g。功效：祛风湿，活经络。主治：风寒湿邪，痹滞不仁证。

110. 大醒风汤（《太平惠民和剂局方》卷一方）

功效：祛风化痰，助阳逐寒。

主治：中风痰厥，历节痛风证。

组成：生南星八两（240g），生防风四两（120g），生独活、生附子去皮脐，炒全蝎、生甘草各二两（60g），每服四钱（12g），加生姜二十片（6g）。7 味。

【记忆】

（1）歌诀法：

大醒风汤是局方，南星附子防生姜；
甘草全蝎生独活，痰厥中风痛风襄。

（2）联想法：江南父老防蝎毒。

注：江——生姜，南——南星，父——附子，老——甘草，防——防风，蝎——全蝎，毒——独活。

【附记】

（1）方名释：方剂命名法 4。

（2）大防风汤（《太平惠民和剂局方》卷一方）：人参 30g，防风 60g，白术 60g，附子 45g，当归、熟地、白芍各 60g，川芎 45g，杜仲 60g，牛膝、羌活、炙甘草各 30g，姜七片，大枣一枚。功效：温经通络，祛风扶正。主治：痢风，鹤膝风。

111. 乌头汤（《金匮要略》方）

功效：疏风散寒，益气胜湿。

主治：寒湿历节及脚气疼痛，不可伸屈者。

组成：麻黄、芍药、黄芪、炙甘草各三两（9g），川乌五枚（3g）。5 味。

【记忆】

（1）歌诀法：

历节痛来不屈伸，或加脚气痛难均；
芍芪麻草皆三两，五粒乌头煮蜜匀。

（2）联想法：骑马烧草屋。

注：骑——黄芪，马——麻黄，烧——芍药，草——甘草，屋——乌头。

【附记】

(1) 方名释：方剂命名法1。

(2)《备急千金要方》卷七同名方：乌头、细辛、蜀椒各30g，芍药、甘草、秦艽、附子、桂心各60g，干姜、茯苓、防风、当归各90g，独活120g，大枣20枚。治风冷脚痹疼痛。

(3) 祛风地黄丸（《医宗金鉴·外科心法要诀》卷六十八方）：生地、熟地各120g，白蒺藜、川牛膝酒洗各90g，知母、黄柏、枸杞子各60g，菟丝子酒制、独活各30g。功效：祛风除风热。主治：鹅掌风。

112. 宣风换肌散（《证治准绳·疡医》卷五方）

功效：祛风燥湿解毒。

主治：风癣疥疮，疙瘩风疮。

组成：炙甘草、黄芪、当归各一两（30g），黄连酒炒、炒牛蒡子、防风、白芷、荆芥穗、乌梢蛇、川芎各半两（15g），羌活、苍术、何首乌各三钱（9g），炒全蝎十枚（3g）为末。每服二钱（6g），酒或茶水调下。14味。

【记忆】

(1) 歌诀法：

宣风换肌散芪连，荆防牛芷归芎甘；
羌术首乌蝎乌蛇，主治疥疮和风癣。

(2) 联想法：羌河风景藏蛇虫，白老兄骑黄牛归。

注：姜——姜活，河——何首乌，风——防风，景——荆芥，藏——苍术，蛇——乌梢蛇，虫——全蝎，白——白芷，老——甘草，兄——川芎，骑——黄芪，黄——黄连，牛——牛蒡子，归——当归。

【附记】

方名释：方剂命名法10。

113. **薏苡仁汤**（《张氏医通》卷十三方）

功效：祛风燥湿，和营通络。

主治：中风湿痹，关节烦痛。

组成：薏苡仁姜汤泡一两（30g），芍药、酒洗当归各一钱半（5g），麻黄、桂枝各八分（2g），苍术芝麻拌炒一钱（3g），炙甘草七分（2g），生姜七片（3g）。8味。

【记忆】

（1）歌诀法：

薏苡仁汤治中风，芍甘桂枝当归呈；

麻黄苍术苡生姜，祛风燥湿可止痉。

（2）联想法：将烧干的蚂蚁归仓匮。

注：将——生姜，烧——芍药，干——甘草，蚂——麻黄，蚁——薏仁，归——当归，仓——苍术，匮——桂枝。

【附记】

（1）方名释：方剂命名法1。

（2）《证治准绳·疡医》卷二同名方：薏苡仁、瓜蒌仁各9g，桃仁、牡丹皮各6g。治肠痈小便涩痛证。

（3）桂枝芍药知母汤（《金匮要略》方）：桂枝12g，芍药9g，知母12g，甘草6g，生姜15g，白术12g，防风12g，附子6g，麻黄6g。功效：疏风祛湿散寒。主治：诸肢节疼痛，身尫羸，脚肿如脱者。

114. **五灵散**（《类证治裁》卷五方）

功效：祛风活血定痛。

主治：痛痹。

组成：五灵脂二两（60g），川乌一两半（45g），没药一两（30g），乳香五钱（15g）。为末（6g），温酒送服。4味。

【记忆】

（1）歌诀法：

《类证治裁》五灵散，祛风活血定痛专；

药用灵脂乳没乌，主治痛痹效堪夸。

（2）联想法：灵脂屋没乳了。

注：屋——川乌，没——没药，乳——乳香。

【附记】

（1）方名释：方剂命名法1。

（2）蝉花散（《小儿药证真诀》卷下方）：蝉蜕、僵蚕、炙甘草各10g，延胡索5g。功效：祛风止夜啼。主治：惊风夜啼，咬牙咳嗽等证。

115. **全蝎观音散**（《太平惠民和剂局方》卷十方）。

功效：补气益脾，祛风解痉。

主治：小儿外感冷风，内伤脾胃，呕逆吐泻证。

组成：炒石莲肉、炒白扁豆、人参各二两半（75g），炮木香、炙甘草、黄芪蜜炙、白芷、全蝎、防风、羌活、天麻各一两（30g），炒神曲二两（60g），茯苓一两半（45g）。为细末，1～3岁服半钱（1.5g）；4～5岁服一钱（3g），加大枣一个煎服。14味。

【记忆】

（1）歌诀法：

全蝎观音用木香，参芪苓草莲羌防；
芷豆天麻神曲枣，小儿伤风呕逆尝。

（2）联想法：国老祀天神止邪风，玲木子找遍活人书。

注：祀——黄芪，天——天麻，神——神曲，止——白芷，邪——全蝎，风——防风，玲——茯苓，木——木香，子——莲子，找——大枣，遍——白扁豆，活——羌活，人——人参。

【附记】

（1）方名释：方剂命名法18。

（2）撮风散（《证治准绳·幼科》集一方）：炙蜈蚣半条、蝎尾、朱砂、僵蚕各3g，钩藤8g，麝香少许。功效：镇痛祛风，主治：小儿口撮如囊，手足抽搐者。

116. **大秦艽汤**（《医学发明》卷九方）

功效：祛风养血荣筋。

主治：中风外无六经之形证，血虚不能养筋者。

组成：秦艽、石膏各二两（60g），甘草、川芎、当归、芍药、羌活、独活、防风、黄芩、白芷、生地、熟地、白术、茯苓各一两（30g），细辛半两（15g）。为末，每服一两（30g），水煎服。16味。

【记忆】

（1）歌诀法：

大秦艽汤羌独防，芎芷辛芩二地黄；
归芍石膏苓甘术，风邪散见可通尝。

（2）类比法：独活寄生汤类方：基本方去人参、寄生、杜仲、桂心、牛膝，加石膏、羌活、黄芩、白芷、白术、熟地。

（3）联想法：八珍无心教二弟，双活仔细石风琴。

注：八珍汤（略）去人参，教——秦艽，二弟——生、熟地，双活——羌、独活，仔——白芷，细——细辛，石——石膏，风——防风，琴——黄芩。

【附记】

（1）方名释：方剂命名法5。

（2）祛风散（《外科大成》卷四方）：金银花30g，炒牛蒡子、防风、荆芥、当归、川芎、白芍、黄芩、连翘各8g，木通、甘草各4g。功效：祛风解毒。主治：紫赤丹及诸疮。

（二）平息内风方

117. **镇肝熄风汤**（《医学衷中参西录》方）

功效：镇肝息风。

主治：肝风内动证（类中风）。

组成：怀牛膝、代赭石各一两（30g），生龙骨、生牡蛎、生龟板、生杭芍、玄参、天冬各五钱（15g），川楝子、生麦芽、茵陈各二钱（6g），甘草一钱半（5g）。12味。

【记忆】

（1）歌诀法：

镇肝息风芍天冬，玄参龟板赭茵供；
龙牡楝牛麦芽草，肝阳上亢有奇功。

（2）联想法：牛恋草原麦芽少，龙牡归天赭石陈。

注：牛——牛膝，恋——川楝子，草——甘草，原——元参，少——白芍，龙——龙骨，牡——牡蛎，归——龟板，天——天冬，陈——茵陈。

【附记】

（1）方名释：方剂命名法4。

（2）建瓴汤（《医学衷中参西录》方）：生地黄18g，白芍12g，怀牛膝30g，生龙骨、生牡蛎各18g，代赭石24g，淮山药30g，柏子仁12g。功效；镇肝息风，育阴潜阳。主治：肝阳上亢，头目眩晕之证。

118. **羚角钩藤汤**（《重订通俗伤寒论》方）

功效：凉肝息风，养阴舒筋。

主治：肝经热盛，热极动风证。

组成：羚羊角一钱半（5g）先煎代水，钩藤三钱（9g）后下，霜桑叶二钱（6g），川贝母去心四钱（12g），鲜竹茹五钱（15g）先煎代水，生地黄五钱（15g），菊花、白芍、茯神木各三钱（9g），生甘草八分（3g）。10味。

【记忆】

（1）歌诀法：

羚角钩藤茯菊桑，甘贝竹茹芍地黄；
阳邪亢盛成痉厥，肝风内动急煎尝。

（2）联想法：白羊沟，桑菊花祝福甘地母。

注：白——白芍，羊——羚羊角，沟——钩藤，桑——桑叶，祝——鲜竹茹，福——茯神木，甘——甘草，地——生地，母——川母。

【附记】

（1）方名释，方剂命名法1。

（2）钩藤汤（《校注妇人良方》卷十二方）：钩藤、当归、茯神、人参各3g，桔梗5g，桑寄生3g。功效：安胎息风，镇痉益气。主治：妊娠胎动腹痛证。

（3）钩藤饮（《婴童百问》卷三方）：钩藤、茯神、茯苓、川芎、当归、木香、甘草、白芍各3g，生姜三片，大枣一枚。功效：凉肝息风，镇痉益气。主治：小儿夜啼。

119. 天麻钩藤饮（《杂病症治新义》方）

功效：平肝息风，滋阴清热。

主治：肝阳上亢，肝风内动证。

组成：天麻三钱（9g），钩藤五钱（15g），石决明八钱（24g）先煎，山栀子三钱（9g），黄芩三钱（9g），牛膝四钱（12g），杜仲三钱（qg），益母草四钱（12g），桑寄生八钱（24g），茯苓五钱（15g），夜交藤五钱（15g）。11味。

【记忆】

（1）歌诀法：

天麻钩藤饮决明，栀芩寄生夜交藤；
杜牛茯苓益母草，息风养阴热自清。

（2）联想法：扶桑夜，杜母赶黄牛出山沟天明。

注：扶——茯苓，桑——桑寄生，夜——夜交藤，杜——杜仲，母——益母草，黄——黄芩，牛——牛膝，山——山栀子，沟——钩藤，天——天麻，明——石决明。

120. 大定风珠（《温病条辨》卷二方）

功效：滋阴息风，潜阳救脱。

主治：阴虚动风证。

组成：白芍药、干地黄、麦冬连心各六钱（18g），阿胶三钱（9g），生牡蛎、生鳖甲、生龟板、炙甘草各四钱（12g），麻仁、五味子各二钱（6g），生鸡子黄二枚。11味。

【记忆】

（1）歌诀法：

大定风珠芍地黄，阿麦草味麻仁良；
三甲鸡黄莫忘加，滋阴息风是妙方。

（2）类比法：三甲复脉汤类方，基本方加鸡子黄、五味子。

（3）联想法：鸡子黄三加五，麦地少浇草嘛！

注：三加——龟板、鳖甲、牡蛎，五——五味子，麦——麦冬，地——干地黄，少——白芍，浇——阿胶，草——甘草，嘛——麻仁。

【附记】

（1）方名释：方剂命名法5。

（2）小定风珠（《温病条辨》卷三方）：鸡子黄一枚，真阿胶6g，生龟板18g，童便、淡菜适量。功效：养血滋阴，息风镇逆。主治：温邪久羁，下焦厥哕之证。

121. 阿胶鸡子黄汤（《重订通俗伤寒论》方）

功效：养血滋阴，柔肝息风。

主治：热邪伤阴，心烦不寐，手足蠕动者。

组成：阿胶烊化、钩藤各二钱（6g），石决明五钱（15g），生地、生牡蛎、茯神木各四钱（12g），络石藤、白芍药各三钱（9g），鸡子黄先煎代水二枚，炙甘草六分（2g）。10味。

【记忆】

（1）歌诀法：

养血阿胶鸡子黄，柔肝息风滋阴强；
地黄决明茯神草，钩藤牡蛎络石襄。

（2）联想法：干沟神鸡鸣，阿母疼少弟。

注：干——甘草，沟——钩藤，神——茯神，鸡——鸡子黄，鸣——石决明，阿——阿胶，母——牡蛎，疼——络石藤，少——白芍，弟——生地。

【附记】

方名释：方剂命名法 1。

122. 一甲复脉汤（《温病条辨》卷三方）

功效：养血滋阴，息风镇摄。

主治：下焦温病，热邪伤阴者。

组成：炙草、干地黄、生白芍各六钱（18g），麦冬不去心五钱（15g），阿胶三钱（9g），牡蛎一两（30g）。6 味。

【记忆】

（1）歌诀法：

一甲复脉用地黄，麦冬阿胶芍药尝；
牡蛎炙草六味药，下焦温病阴伤方。

（2）联想法：阿胶犁地麦草少。

注：犁——牡蛎，地——地黄，麦——麦冬，草——炙草，少——芍药。

【附记】

（1）方名释：方剂命名法 5。

（2）加麻仁 9g，鳖甲 24g 名：二甲复脉汤（《温病条辨》卷二方）。治温病，热邪深入下焦，欲成痉厥者。

（3）再加龟板 30g 名：三甲复脉汤（《温病条辨》卷三方）。治下焦温病热深厥甚，心中痛者。

123. 地黄饮子（《宣明论》卷二方）

功效：补肾益精，宁心开窍。

主治：瘖痱，肾弱厥逆之证。

组成：熟地、巴戟天、山茱萸、石斛、肉苁蓉酒浸焙、附子炮、官桂、白茯苓、麦冬、菖蒲、远志、五味子各等分为末。每服三钱（9g），姜五片，枣一枚，薄荷五至七叶煎服。15 味。

【记忆】

（1）歌诀法：

地黄饮子山萸斛，麦味菖蒲远志茯；
苁蓉桂附巴戟肉，少加薄荷姜枣服。

（2）联想法：肉食铺贵卖姜枣鱼，天地合福灵位远。

注：肉——肉苁蓉，食——石斛，铺——石菖蒲，贵——官桂，卖——麦冬，姜——生姜，枣——大枣，鱼——山萸，天——巴戟天，地——熟地，合——薄荷，福——附子，灵——茯苓，位——五味子，远——远志。

【附记】

（1）方名释：方剂命名法1。

（2）《医方集解》引《易简方》同名方：人参、炙黄芪、炙甘草、生地黄、熟地黄、天冬、麦冬、炙枇杷叶、石斛、泽泻、炒枳壳各等分。功效：益气生津，养阴增液。主治：消渴烦躁，咽干面赤。

（3）加减复脉汤（《温病条辨》卷三方）：炙草、干地黄、生白芍各18g，麦冬15g，阿胶、麻仁各9g。功效：养阴息风。主治：温病后期，伤阴亏液证。

七、祛　寒　剂

（一）温中祛寒方

124. **理中丸**（《伤寒论》方）

功效：温中祛寒，补益脾胃。

主治：脾胃虚寒证。

组成：人参、干姜、炙甘草、白术各三两（90g）。4味。

【记忆】

（1）歌诀法：

吐利腹痛用理中，丸汤分两各三同；
术姜参草刚柔济，服后还余啜粥功。

（2）联想法：国老珠江人。

注：珠——白术，江——干姜，人——人参。

【附记】

（1）方名释：方剂命名法10。本方温中除寒，治理中焦脾胃，故名理中丸。

（2）又名：理中汤、人参汤、治中汤、人参理中汤。

（3）同名方有四。

（4）加附子90g名：附子理中丸（《太平惠民和剂局方》卷五方）。治脾胃虚寒，手足厥寒等证。

（5）加枳实30g，茯苓60g名：枳实理中丸（《局方》卷三方）。治伤寒结胸欲绝，心膈高起实满作痛，手不得近者。

（6）桂枝人参汤（《伤寒论》方）：理中丸加桂枝120g。主治脾胃虚弱，兼外感风寒之证。

（7）连理汤（《症因脉治》卷二方）：理中丸加黄连60g。治外感寒邪，发热吐酸水，脉弦迟者。

125. **良附丸**（《良方集腋》卷上方）

功效：温中散寒。

主治：寒凝气滞胃脘痛。

组成：高良姜酒洗七次，香附醋洗七次。寒致者良二钱（6g），香一钱（3g）；怒致者良一钱（3g），香二钱（6g）；寒怒相兼者各等分。2味。

【记忆】

（1）歌诀法：

《良方集腋》良附丸，寒痛良二香一钱；
怒生良一香附二，寒怒相间等分全。

（2）简便法：记汤头名。

【附记】

（1）方名释：方剂命名法3。

（2）《全国中成药处方集》上海同名方：高良姜12g，当归90g，沉香30g，木香、炒青皮各90g，干姜60g，制香附120g。治胸膈满痛，得暖便轻，呕吐清水者。

126. **小建中汤**（《伤寒论》方）

功效：温中补虚，和里缓急。

主治：虚劳腹痛，心悸，虚烦发热。

组成：芍药酒炒六两（18g），桂枝去皮三两（9g），炙甘草二两（6g），生姜切三两（9g），大枣十二枚（4枚）擘，饴糖一升（30g）。6味。

【记忆】

（1）歌诀法：

建中即是桂枝汤，倍芍加饴绝妙方；
饴取一升六两芍，悸烦腹痛有奇长。

（2）类比法：桂枝汤类方，基本方重用芍药加饴糖。

（3）联想法：三勺桂枝加饴糖。

注：三——姜、枣、草，勺——白芍。

【附记】

（1）方名释：方剂命名法4，又名虚劳小建中汤。

（2）本方加黄芪45g名：黄芪建中汤（《金匮要略》方）。治气血不足，腹中拘急，盗汗自汗，脉大而虚等证。

（3）本方加当归12g名：当归建中汤（《千金翼方》卷六方）。治产后虚羸不足，腹中时痛少气等证。

127. 厚朴温中汤（《内外伤辨惑论》卷中方）

功效：温中行气，燥湿除满。

主治：脾胃寒湿证。

组成：厚朴姜制、橘皮去皮各一两（30g），炙甘草、草豆蔻、茯苓去皮、木香各五钱（15g），干姜七分（2g）。7味。

【记忆】

（1）歌诀法：

厚朴温中橘甘苓，草蔻木香干姜呈；
脾胃虚寒心腹胀，秋冬客寒胃时痛。

（2）联想法：木匠佬皮厚俘草蔻。

注：木——木香，匠——干姜，佬——甘草，皮——橘皮，厚——厚朴，浮——茯苓。

【附记】

（1）方名释：方剂命名法5，本方以厚朴为主药，有温中除满止痛的作用，故取名厚朴温中汤。

（2）《医学传灯》卷上同名方：厚朴、杏仁、半复各9g，枳壳2g，桔梗、炮姜、甘草各6g，藿香、香薷、陈皮各12g。治夏月中暑，脉沉细缓者。

128. 吴茱萸汤（《伤寒论》方）

功效：温肝暖胃，降逆止呕。

主治：胃中虚寒，厥阴头痛，少阴吐利。

组成：吴茱萸一升汤洗（9g），人参三两（9g），大枣十二枚（4枚），生姜切六两（18g）。4味。

【记忆】

（1）歌诀法：

升许吴萸三两参，生姜六两救寒浸；
枣投十二中宫主，吐利头痛烦躁寻。

（2）联想法：人参煮姜枣。

注：煮——吴茱萸。

【附记】

方名释：方剂命名法1，同名方有五。

129. **大建中汤**（《金匮要略》方）

功效：温中补虚，杀虫止痛。

主治：中阳虚衰，阴寒内盛，蛔厥证。

组成：蜀椒二合（3g），干姜四两（12g），人参二两（6g），饴糖一升（30g）。4味。

【记忆】

（1）歌诀法：

痛呕食难属大寒，腹冲头足触之难；
干姜四两椒二合，参二饴升食粥安。

（2）联想法：蜀唐江人。

注：蜀——蜀椒，唐——饴糖，江——干姜，人——人参。

【附记】

方名释：方剂命名法4，同名方有四。

130. **匀气散**（《太平惠民和剂局方》卷三方）

功效：温中调气。

主治：气滞不匀，胸膈虚痞，宿食腹痛者。

组成：丁香、檀香、木香、白豆蔻各二两（60g），藿香叶、甘草各八两（240g），砂仁四两（120g）。为末，每服一钱（3g）。7味。

【记忆】

（1）歌诀法：

《和剂局方》匀气散，丁香檀香木香甘；

砂仁藿香白豆蔻，气滞虚痞腹痛安。

（2）联想法：四乡豆蔻杀国老。

注：四乡——丁香、檀香、木香、藿香，杀——砂仁。

【附记】

（1）方名释：方剂命名法4。

（2）《医学入门》卷七同名方：人参、茯苓、白术、青皮、陈皮、白芷、乌药各5g，甘草、木香各2.5g。治小儿气滞、痘出不快身痛者。

（二）回阳救逆方

131. **四逆汤**（《伤寒论》方）

功效：回阳救逆。

主治：少阴病阳气衰，或汗后亡阳者。

组成：生附子一枚（9g），干姜一两半（5g），炙甘草二两（6g）。3味。

【记忆】

（1）歌诀法：

生附一枚两半姜，草须二两少阴方；

建功姜附如良将，将将从容藉草匡。

（2）联想法：父子吵僵了。

注：父子——附子，吵——甘草，僵——干姜。

【附记】

（1）方名释：方剂命名法9。此方治三阴（即太阴、少阴、厥阴）阳虚而阴寒太盛的四肢厥逆证，所以叫四逆汤。

（2）本方加茵陈6g名：茵陈四逆汤（《景岳全书·古方八阵》卷五十八引韩氏方）。治阴黄证。

（3）本方加茯苓12g，人参3g名：茯苓四逆汤（《伤寒论》方）。回阳利水。

（4）本方加人参3g名：四逆加人参汤（《伤寒论辨霍乱病脉症并治》方）。复阳养阴。

（5）本方重用干姜倍量名：通脉四逆汤（《伤寒论》方）。回阳通脉。

（6）本方去甘草加葱白名：白通汤（《伤寒论》方）。救逆通阳。

（7）白通加猪胆汁汤（《伤寒论》方）：白通汤加猪胆汁、人尿。救逆通阳，除烦止呕。

132. **参附汤**（《校注妇人良方》卷九方）

功效：回阳救脱。

主治：元气大亏，阳气暴脱证。

组成：人参一两（30g），附子炮五钱（15g），加姜、枣，水煎徐徐服。2味。

【记忆】

（1）歌诀法：

参附汤是急救方，补气回阳效力彰；
正气大亏阳暴脱，喘汗肢冷急煎尝。

（2）简便法：记汤头名。

【附记】：

（1）《世医得效方》卷六同名方：人参15g，炮附子9g，煨肉豆蔻9g，姜七片，大枣二枚。治蛊疰痢。

（2）芪附汤（《赤水玄珠》卷十一方）：黄芪、附子各等分，生姜3g。助阳固表。

（3）干姜附子汤（《伤寒论》方）：干姜30g，生附子一枚。功效：壮阳培阴。主治：伤寒下后复发汗，日烦夜静，脉沉微者。

133. **黑锡丹**（《太平惠民和剂局方》卷五引桑君方）

功效：温补下元，镇纳浮阳。

主治：肾阳衰微不纳气，胸中痰壅奔豚发，寒疝、阳痿、冲任虚证。

组成：金铃子蒸去皮核、胡芦巴酒浸、炒木香、附子、肉豆蔻面裹煨、破故纸酒浸、炒沉香、茴香，阳起石研细各一两（30g），肉桂半两（15g），黑锡、硫黄各二两（60g）。12 味。

【记忆】

（1）歌诀法：

黑锡丹中沉木香，金铃桂附蔻硫黄；

芦巴故纸茴起石，镇纳浮阳有擅长。

（2）联想法：扣留阳谷富户三箱柜黑金子。

注：扣——肉蔻，留——硫黄，阳——阳起石，谷——补骨脂，富——附子，户——胡芦巴，三箱——木香、沉香、茴香，柜——肉桂，黑——黑锡，金——金铃子。

【附记】

方名释：方剂命名法 1，同名方有三。

134. **回阳救急汤**（《伤寒六书·杀车槌法》卷三方）

功效：回阳救逆，益气生脉。

主治：阴寒内盛，阳气衰微证。

组成：熟附子三钱（9g），干姜一钱半（5g），肉桂一钱（3g），人参二钱（6g），白术炒三钱（9g），茯苓三钱（9g），陈皮二钱（6g），炙甘草一钱半（5g），五味子一钱（3g），半夏制三钱（9g），加麝香三厘（0.09g），生姜三片（3g），水煎调服。11 味。

【记忆】

（1）歌诀法：

回阳急救用六君，桂附干姜五味群；

加麝三厘或胆汁，三阴寒厥见奇功。

（2）类比法：六君子汤类方，基本方加附子、干姜、肉桂、五味子、麝香。

（3）联想法：六君子富贵将射五味子。

注：六君子汤略，富——附子，贵——肉桂，将——干姜，射——麝香。

【附记】

方名释：方剂命名法9。此方是治寒邪直中三阴经而见四肢厥冷，恶寒战栗，身体蜷卧，吐泻腹痛，口不渴，指甲口唇青紫等阴盛阳微的急证方剂，故名回阳急救汤。

135. 真武汤（《伤寒论》方）

功效：温阳利水。

主治：脾肾阳虚，水气内停或汗后亡阳身瞤动者。

组成：茯苓、芍药、生姜切各三两（9g），附子炮去皮一枚（9g），白术二两（6g）。5味。

【记忆】

（1）歌诀法：

生姜芍茯数皆三，二两白术一附探；
便短咳频兼腹痛，驱寒镇水与君谈。

（2）联想法：姜府灵珠少。

注：姜——生姜，府——炮附子，灵——茯苓，珠——白术，少——白芍。

【附记】

（1）方名释：方剂命名法18。此方温补肾阳，驱散在里的阴寒水气，有如真武镇水之能，故以北方水神之名字——真武作为方名。

（2）附子汤（《伤寒论》方）：熟附子15g，人参6g，茯苓9g，白术12g，芍药9g。功效：温经助阳，祛寒化湿。主治：阳虚寒湿内停之证。

（3）固真汤（《兰室秘藏·阴痿阴汗门》方）：升麻、羌活、柴胡各3g，炙甘草、龙胆草、泽泻各5g，黄柏、知母各6g。功效：温补回阳，主治：两睾丸冷，前阴痿弱，阴汗如水者。

136. **来复丹**（《太平惠民和剂局方》卷五引杜先生方）

功效：补损扶虚，救阴助阳。

主治：心肾不交，上盛下虚，里寒外热之证；或痰厥气闭，心腹冷痛之危证。

组成：五灵脂、青皮、陈皮各二两（60g），玄精石、硝石、硫黄各一两（30g）。为末，醋糊为丸。6味。

【记忆】

（1）歌诀法：

来复丹用玄精石，硝石硫黄橘红着；
青皮灵脂复元阳，上盛下虚可镇宅。

（2）联想法：清晨刘玄销灵脂

注：清——青皮，晨——陈皮，刘——硫黄，玄——玄精石，销——硝石。

【附记】

（1）方名释：方剂命名法6。本方能使肾中虚极之阳气恢复，如冬尽春回故名来复丹。

（2）又名正一丹、养正丹、黑锡丹、二和丹。

137. **益元汤**（《伤寒六书·杀车槌法》方）

功效：温经扶阳。

主治：戴阳证。

组成：艾叶9g，炮附子9g，干姜6g；麦冬12g，五味子9g，知母12g，黄连6g，人参6g，炙甘草6g，生姜一片（3g），大枣二枚，葱白三根（原方未著量）。12味。

【记忆】

（1）歌诀法：

益元艾附与干姜，麦味知连参草将；
姜枣葱煎入童便，风寒外热名戴阳。

（2）联想法：知府黄三，脉用葱艾。

注：知——知母，府——附子，黄——黄连，三——枣、

姜、草，生脉——生脉散（人参、麦冬、五味子），葱——葱白，艾——艾叶。

【附记】

方名释：方剂命名法4。本方有益真元的功用，所以叫做益元汤。

（三）温经散寒方

138. **阳和汤**（《外科全生集》卷四方）

功效：温阳补血，散寒通滞。

主治：一切阴疽，流注阴寒之证。

组成：熟地一两（30g），白芥子炒研二钱（6g），鹿角胶三钱（9g），肉桂去皮研粉一钱（3g），麻黄五分（2g），姜炭五分（2g），生甘草一钱（3g）。7味。

【记忆】

（1）歌诀法：

阳和汤擅治阴疽，鹿角胶和熟地随；
甘草麻黄姜桂芥，煎时记用酒一杯。

（2）联想法：鹿马肉炒熟放芥酱。

注：鹿——鹿角胶，马——麻黄，肉——肉桂，炒——甘草，熟——熟地，芥——白芥子，酱——姜炭。

【附记】

方名释：方剂命名法10，本方化阴凝而使阳和故名。

139. **黄芪桂枝五物汤**（《金匮要略》方）

功效：益气温经，和营通痹。

主治：血痹证。

组成：黄芪、芍药、桂枝各三两（9g），生姜六两（18g），大枣十二枚（4枚）。5味。

【记忆】

（1）歌诀法：

血痹如风体不仁，桂枝三两芍芪均；

枣枚十二生姜六，须令阳通效自神。

（2）类比法：桂枝汤类方、基本方去甘草加黄芪。

（3）联想法：黄枣白姜贵

注：黄——黄芪，枣——大枣，白——白芷，姜——生姜，贵——桂枝。

【附记】

方名释：方剂命名法8。一方有人参。

140. **当归四逆汤**（《伤寒论》方）

功效：温经散寒，养血通脉。

主治：血虚受寒。

组成：当归、桂枝去皮、芍药各三两（9g），细辛三两（9g），通草二两（6g），炙甘草二两（6g），大枣二十五枚（5枚）。7味。

【记忆】

（1）歌诀法：

三两辛归桂芍行，枣需廿五脉重生；

甘通二两能回厥，寒入吴萸姜酒烹。

（2）类比法：桂枝汤类方、基本方去姜加当归、细辛、通草。

（3）联想法：牧童找草药贵当细心。

注：牧童——木通，找——大枣，草——甘草，药——芍药，贵——桂枝，当——当归，细心——细辛。

【附记】

方名释：方剂命名法10。

八、祛 湿 剂

（一）芳香化湿方

141. **藿香正气散**（《太平惠民和剂局方》卷二方）

功效：解表和中，理气化湿。

主治：外感风寒，内伤湿滞证。

组成：藿香三两（90g），苏叶、白芷、大腹皮、茯苓各一两（30g），白术土炒、半夏曲、陈皮、厚朴姜制、桔梗、炙甘草各二两（60g），为末，每服二钱（6g），加枣一枚、姜三片，水煎服。13味。

【记忆】

（1）歌诀法：

藿香正气芷陈苏，甘桔术苓厚朴俱；
夏曲腹皮加姜枣，风寒暑湿并能祛。

（2）联想法：江苏白鹤毛更厚，六君早换人。

注：江——生姜，苏——苏叶，白——白芷，鹤——藿香，毛——大腹皮（大毛），更——桔梗，厚——厚朴，六君子汤（略）去人参加大枣。

【附记】

方名释：方剂命名法5。

142. **平胃散**（《太平惠民和剂局方》卷三方）

功效：燥湿健脾。

主治：湿阻脾胃。

组成：陈皮去白、厚朴去粗皮姜汁制炒香各三斤二两（1560g），苍术去粗皮米泔水浸5斤（2500g），甘草炒三十两（900g）。为末，每服二钱（6g），加生姜二片，枣二枚煎服。

4味。

【记忆】

（1）歌诀法：

平胃散用朴陈皮，苍术甘草四般宜；

燥湿散满消腹胀，既能行气又舒脾。

（2）联想法：猪肝皮厚。

注：猪——苍术，肝——甘草，皮——陈皮，厚——厚朴。

【附记】

（1）方名释：方剂命名法4。

（2）《三因极一病症方论》卷八同名方：厚朴、射干、升麻、茯苓各45g，芍药60g，枳壳、熟大黄、炙甘草各30g。治胃实热证。

（3）本方加藿香、半夏各等分名：不换金正气散（《太平惠民和剂局方》卷二方）。治湿浊内停兼外感。

（4）本方加生姜6g名：对金饮子（《太平惠民和剂局方》卷二方）。治脾胃受湿，身重肤肿者。

（5）本方合五苓散名：胃苓汤（《丹溪心法》卷四方），又名对金饮子。治伤湿停食，脘腹胀满，泄泻，小便短少。

（6）本方合小柴胡汤名：柴平汤（《景岳全书·古方八阵》卷五十四方）。治湿证，一身尽痛，手足沉重，寒多热少，脉濡。

143. 三仁汤（《温病条辨》卷一方）

功效：宣化畅中，清利湿热。

主治：湿温初起。

组成：半夏、杏仁各五钱（15g），飞滑石、生苡仁各六钱（18g），白通草、竹叶、厚朴、白蔻仁各二钱（6g）。8味。

【记忆】

（1）歌诀法：

三仁杏蔻薏苡仁，朴夏白通滑竹群；

开上宣中又导下，湿温初起法堪遵。

（2）联想法：三人扑通滑下竹。

注：三人——杏仁、苡仁、蔻仁，扑——厚朴，通——白通草，滑——滑石，下——半夏，竹——竹叶。

【附记】

（1）方名释：方剂命名法1。

（2）《医学入门》卷七同名方：薏苡仁9g，桃仁5g，冬瓜仁6g，牡丹皮5g，治胃痈肠痈。

（3）藿朴夏苓汤（《退思庐感证辑要》卷四方）：藿香6g，半夏5g，赤茯苓6g，杏仁6g，生苡仁12g，白蔻仁3g，猪苓5g，泽泻5g，淡豆豉6g，厚朴3g。功效：宣中渗利，燥湿化浊。主治：湿温病。

144. **六和汤**（《太平惠民和剂局方》卷二方）

功效：和中利湿，升清降浊。

主治：湿伤脾胃证。

组成：砂仁、半夏、杏仁、人参、炙甘草各一两（30g），藿香叶、茯苓、白扁豆姜汁略炒各二两（60g），香薷、厚朴姜汁制各四两（120g）。为末，每服四钱（12g），加生姜三片，大枣一枚煎服。10味。

【记忆】

（1）歌诀法：

六和藿朴砂仁呈，夏杏香薷赤茯苓；

人参扁豆甘草合，加水煎之六气平。

（2）联想法：霍朴儒下令，白杏敢杀人。

注：霍——藿香，朴——厚朴，儒——香薷，下——半夏，令——赤茯苓，白——白扁豆，杏——杏仁，敢——甘草，杀——砂仁，人——人参。

【附记】

方名释：方剂命名法9。吴鹤皋云：“六和者，和六腑也，脾胃者，六腑之总司，故凡六腑不和之病。先于脾胃而调之。”

调和六腑故名。

145. **甘露消毒丹**（《温热经纬》卷五方）。

功效：清热解毒，化浊利湿。

主治：湿热蕴结，湿热黄疸证。

组成：滑石十五两（450g），茵陈十一两（330g），黄芩十两（300g），石菖蒲六两（180g），木通、川贝母各五两（150g），射干、连翘、薄荷、白蔻仁、藿香各四两（120g）。为末，每服三钱（9g），开水调下。11 味。

【记忆】

（1）歌诀法：

甘露消毒蔻藿香，茵陈滑石木通菖；
芩翘贝母射干薄，暑疫湿温研末尝。

（2）联想法：寇母因通河干，去石桥黄堡乡

注：寇——白蔻仁，母——川贝母，因——茵陈，通——木通，河——薄荷，干——射干，石——滑石，桥——连翘，黄——黄芩，堡——石菖蒲，乡——藿香。

【附记】

方名释：方剂命名法 4，又名普济消毒丹。

（二）清热利湿方

146. **茵陈蒿汤**（《伤寒论》方）

功效：清热利湿。

主治：湿热黄疸。

组成：茵陈蒿六两（180g），山栀子十四枚擘（15g），大黄二两（60g）。3 味。

【记忆】

（1）歌诀法：

二两大黄十四栀，茵陈六两早煎宜；
身黄尿短腹微满，解自前阴法最奇。

（2）联想法：黄山茵陈。

注：黄——大黄，山——栀子。

【附记】

（1）方名释：方剂命名法1。

（2）《证治准绳·幼科》集八同名方：茵陈、栀子仁各30g，大黄、芒硝、木通、寒水石各15g，治小儿发黄，身如橘色。

（3）栀子柏皮汤（《伤寒论》方）：栀子15g，黄柏6g，甘草3g，可清热退黄。

147. **二妙散**（《丹溪心法》卷四方）

功效：清热燥湿。

主治：湿热下注，筋骨疼痛或足膝红肿，黄白带下。

组成：黄柏炒、苍术米泔水浸炒各等分。2味。

【记忆】

（1）歌诀法：

二妙散中苍柏兼，若云三妙牛膝添；
湿热下流成痿痹，临床加味效力强。

（2）联想法：二妙苍柏。

注：苍——苍术，柏——黄柏。

【附记】

（1）方名释：方剂命名法8。

（2）本方最早见于《世医得效方》卷九，名苍术散。

（3）本方加槟榔各等分名：三妙散（《医宗金鉴·外科心法要诀》卷六十六方）。外用脐中出水，湿癣等。

（4）本方加牛膝60g名：三妙丸（《医学正传》卷五方）。治湿热下流，两脚麻木等。

（5）本方加苡仁240g，牛膝120g名：四妙丸（《全国中成药处方集》）。治痿证。

（6）栀子大黄汤（《金匮要略》方）：大黄6g，山栀15g，枳实 30g，豆豉 15g，功效：清泄湿热。主治：酒瘅湿热懊侬者。

148. **连朴饮**（《随息居重订霍乱论》方）

功效：清热燥湿，理气化浊。

主治：湿热内蕴，霍乱吐利。

组成：厚朴二钱（6g），黄连、石菖蒲、制半夏各一钱（3g），香豉三钱（9g），山栀三钱（9g），芦根二两（60g）。7 味。

【记忆】

（1）歌诀法：

连朴饮内用豆豉，菖蒲半夏炒山栀；

芦根厚朴黄连八，湿热霍乱此方施。

（2）联想法：芦仆伴唱不知廉耻。

注：芦——芦根，仆——厚朴，伴——半夏，唱——菖蒲，知——山栀子，廉——黄连，耻——豆豉。

【附记】

方名释：方剂命名法 1，又名王氏连朴饮。

149. **宣痹汤**（《温病条辨》卷二方）

功效：清利湿热，宣通经络。

主治：湿热痹证。

组成：防己、杏仁、滑石、苡仁各五钱（15），连翘、栀子、半夏醋炒、晚蚕砂、赤小豆皮各三钱（9g）。9 味。

【记忆】

（1）歌诀法：

宣痹己苡赤豆宜，蚕砂夏杏滑翘栀；

骨节烦疼由湿郁，痹阻经络此方施。

（2）联想法：华山畔连防二人杀斗。

注：华——滑石，山——山栀子，畔——半夏，连——连翘，防——防己，二人——杏仁、苡仁，杀——晚蚕砂，斗——赤小豆。

【附记】

（1）方名释：方剂命名法4。

（2）《温病条辨》卷一同名方：枇杷叶6g，郁金、豆豉各5g，射干、通草各3g。治太阴湿温。

150. 蚕矢汤（《随息居重订霍乱论》卷下方）

功效：清热舒筋，和中利湿。

主治：霍乱转筋，肢冷腹痛者。

组成：晚蚕砂五钱（15g），大豆黄卷、薏苡仁各四钱（12g），木瓜、姜黄连各三钱（9g），醋半夏、通草、酒芩各一钱（3g），焦山栀一钱半（5g），吴茱萸三分（2g）。10味。

【记忆】

（1）歌诀法：

《霍乱论》有蚕矢汤，木瓜蚕砂豆卷黄；
栀芩苡通夏吴萸，霍乱转筋痛服良。

（2）联想法：夏琴莲提一桶鱼，馋山黄瓜。

注：夏——半夏，琴——黄芩，莲——黄连，一——苡仁，桶——通草，鱼——吴萸，馋——晚蚕砂，山——山栀，黄——大豆黄卷，瓜——木瓜。

【附记】

（1）方名释：方剂命名法1。

（2）中满分消丸（《兰室秘藏·中满腹胀门》方）：茯苓6g，黄芩36g，川朴30g，川连、枳实各15g，砂仁、干姜各6g，党参、白术各3g，半夏15g，知母12g，陈皮、泽泻各9g，猪苓、姜黄、炙甘草各3g。功效：清热除湿。主治：湿温时疫初起之证。

（3）三补丸（《景岳全书·古方八阵》卷五十七方）：黄芩、黄柏、黄连各等分。功效：清热利湿。主治：三焦火热证。

（三）温化水湿方

151. **鸡鸣散**（《类编朱氏集验方》卷一引淮头老兵方）

功效：行气降浊，温化寒湿。

主治：湿脚气。

组成：槟榔七枚（21g），陈皮、木瓜各一两（30g），吴萸二钱（6g），紫苏三钱（9g），桔梗、生姜各半两（15g）。7 味。

【记忆】

（1）歌诀法：

鸡鸣散是脚气方，苏叶吴萸桔梗姜；
槟橘木瓜晨冷服，宣散湿邪降浊良。

（2）联想法：江苏陈郎借木鱼。

注：江——生姜，苏——紫苏，陈——陈皮，郎——槟榔，借——桔梗，木——木瓜，鱼——吴萸。

【附记】

（1）方名释：方剂命名法 12。本方在天亮鸡鸣时冷服，大便当下黑粪水，乃肾家受寒湿毒气从便排出，故取名鸡鸣散。

（2）苓桂术甘汤（《伤寒论》方）：茯苓 12g，桂枝 9g，白术、甘草各 6g。功效：健脾渗湿，温化痰饮。主治：痰饮病。

（3）肾着汤（《金匮要略》方）：四君子汤去参，加生姜 12g。功效：温脾胜湿。主治：寒湿所伤之肾着病。

（4）除湿汤（《证治要诀类方》卷一引《是斋百一选方》方）：二陈汤合平胃散加藿香、白术各 8g，生姜七片，大枣一枚。功效：疏通化湿。主治：湿痢，呕泻，腰痛脚肿者。

152. **实脾散**（《重订严氏济生方·水肿门》方）

功效：温阳健脾，行气利水。

主治：阳湿水肿。

组成：厚朴去粗皮姜汁炒、白术、木瓜去瓤、木香不见火、草果仁、大腹子、附子炮去皮脐、白茯苓去皮、炮干姜各一两（30g），炙甘草半两（15g）。为末，每服四钱（12g），生姜五片（3g），大枣一枚煎服。10 味。

【记忆】

（1）歌诀法：

实脾苓术与木瓜，甘草木香大腹加；
草果姜附兼厚朴，虚寒阴水效堪夸。

（2）联想法：江府令煮干瓜果，扑鼻香。

注：江——干姜，府——附子，令——茯苓，煮——白术，干——甘草，瓜——木瓜，果——草果仁，扑——厚朴，鼻——大腹皮，香——木香。

【附记】

（1）方名释：方剂命法 20。又名实脾饮。

（2）茯苓导水汤（《医宗金鉴·妇科心法要诀》方）：茯苓、槟榔、猪苓、砂仁、木香、陈皮、泽泻、白术、木瓜、大腹皮、桑白皮、苏梗各等份。功效：燥湿行水。主治：妊娠水肿胀满，喘而难卧者。

153. 除湿蠲痹汤（《类证治裁》卷五方）

功效：除湿活络。

主治：著痹，身重酸痛有定处，天阴即发。

组成：苍术二钱（6g），白术、茯苓、羌活、泽泻、陈皮各一钱（3g），甘草五分（2g），竹沥、姜汁各三匙（15ml）。9 味。

【记忆】

（1）歌诀法：

除湿蠲痹汤茯甘，苍白二术羌泽添；
陈皮竹沥合姜汁，著痹身重痛定先。

（2）联想法：陈江玲干活，力泻脸苍白。

注：陈——陈皮，江——姜汁，玲——茯苓，干——甘草，活——羌活，力——竹沥，泻——泽泻，苍——苍术，白——白术。

【附记】

方名释：方剂命名法4。

(四) 祛风胜湿方

154. **胡麻丸**（《医宗金鉴·妇科心法要诀》卷七十三方）

功效：祛风胜湿。

主治：紫白癜风。

组成：胡麻仁四两（120g），苦参、防风、石菖蒲、威灵仙各二两（60g），白附子、独活各一两（30g），生甘草五钱（15g）。为末，酒浆为丸，每服二钱（6g）。8味。

【记忆】

（1）歌诀法：

祛风胜湿胡麻丸，独防苦参威灵仙；
菖蒲甘草白附子，紫白癜风用此煎。

（2）联想法：胡风独唱，哭老父灵。

注：胡——胡麻仁，风——防风，独——独活，唱——石菖蒲，哭——苦参，老——甘草，父——白附子，灵——威灵仙。

【附记】

方名释：方剂命名法1。同名方有三。

155. **羌活胜湿汤**（《内外伤辨惑论》卷中方）

功效：祛风胜湿。

主治：风湿在表证。

组成：羌活、独活各一钱（3g），藁本、防风、炙甘草、川芎各五分（2g），蔓荆子三分（1g）。7味。

【记忆】

（1）歌诀法：

羌活胜湿藁独芎，蔓荆甘草与防风；
风湿在表头腰痛，发汗升阳有殊功。

（2）联想法：谨防独抢川本草。

注：谨——蔓荆子，防——防风，独——独活，抢——羌活，川——川芎，本——藁本，草——甘草。

【附记】

（1）方名释：方剂命名法5。

（2）《症因脉治》同名方少蔓荆子。

（3）《证治汇补》卷三同名方：炙甘草、人参各9g，黄芪3g，生甘草、升麻、柴胡各2g，生黄芩、炒黄芩、川芎、细辛、蔓荆子、藁本、防风各1g，独活2g，薄荷1g。治湿胜自汗证。

156. **犀角散**（《太平圣惠方》卷四十五方）

功效：清降化浊。

主治：脚气冲心，头痛烦喘者。

组成：犀角、枳壳麸炒、沉香、紫苏各三分（2g），防风、木香各半两（15g），槟榔、麦冬、赤茯苓、杉木节各一两（30g），石膏研二两（60g）。为末，每服四钱（12g），入竹沥一合（15g）煎服。11味。

【记忆】

（1）歌诀法：

《太平圣惠》犀角散，枳防沉紫槟榔杉；
石麦木香赤茯苓，脚气冲心治烦喘。

（2）联想法：东乡苏玲巧禀郎，西山防石沉。

注：东——麦冬，乡——木香，苏——紫苏，玲——赤茯苓，巧——枳壳，禀郎——槟榔，西——犀角，山——杉木节，防——防风，石——石膏，沉——沉香。

【附记】

方名释：方剂命名法1。同名方有八。

（五）利水渗湿方

157. **五苓散**（《伤寒论》方）

功效：化气利水，健脾祛湿。

主治：外有表证，水湿内停，痰饮之证。

组成：猪苓去皮、茯苓、白术各十八铢（9g），泽泻一两六铢（33g），桂枝去皮半两（15g）。5味。

【记忆】

（1）歌诀法：

猪术茯苓十八铢，泽宜一两六铢符；

桂枝半两磨调服，暖水频吐汗出苏。

（2）联想法：谢二玲主贵。

注：谢——泽泻，二玲——猪苓、茯苓，主——白术，贵——桂枝。

【附记】

（1）方名释：方剂命名法8。

（2）本方去桂枝名：四苓散（《丹溪心法》卷二方）。主治小便赤少，大便溏泄。

（3）本方加人参6g名：春泽汤（《证治要诀类方》卷一方）。治伤暑，泻定仍渴者。

（4）本方加茵陈30g名：茵陈五苓散（《金匮要略》方）。功效清热退黄，主治湿胜阳黄。

158. **猪苓汤**（《伤寒论》方）

功效：利水清热养阴。

主治：水热互结，小便不利，淋痰尿血证。

组成：猪苓去皮、茯苓、泽泻、阿胶烊化、滑石碎各一两（30g）。5味。

【记忆】

（1）歌诀法：

泽胶猪茯滑相连，咳呕心烦渴不眠；

煮好去渣胶后入，育阴利水法兼全。

（2）联想法：谢二玲狡猾。

注：谢——泽泻，二玲——茯苓、猪苓，狡——阿胶，猾——

滑石。

【附记】

（1）方名释：方剂命名法1。

（2）《圣济总录》卷六十一同名方：猪苓、黄芩、炒大黄、栀子、朴硝各30g，为末。治脾黄证。

159. **八正散**（《太平惠民和剂局方》卷六方）

功效：清热泻火，利水通淋。

主治：热淋、石淋证。

组成：木通、瞿麦、车前子、萹蓄、滑石、甘草炙、栀子、大黄面裹煨，各等分，每服二至三钱（6～9g），加灯心草6g煎服。9味。

【记忆】

（1）歌诀法：

八正木通与车前，萹蓄大黄栀滑研；
灯心瞿麦甘草梢，湿热诸淋服此先。

（2）联想法：将军、国老同车去续十只灯。

注：同——木通，车——车前子，去——瞿麦，续——萹蓄，十——滑石，只——栀子，灯——灯心草。

【附记】

方名释：方剂命名法8。

160. **石韦散**（《太平惠民和剂局方》卷八方）

功效：清热利水，滑利通窍。

主治：肾气不足，膀胱有热之淋证。

组成：石韦、木通各二两（60g），瞿麦、滑石、芍药、白术、冬葵子各三两（90g），王不留行、当归、炙甘草各一两（30g）。为末，每服二钱（6g），小麦煎汤服。10味。

【记忆】

（1）歌诀法：

石韦散有瞿木滑，归芍术葵王不甘；

清热利水能通窍，膀胱有热淋证参。

（2）联想法：烧白干曲子，统归王伟华。

注：烧——芍药，白——白术，干——甘草，曲——瞿麦，子——冬葵子，统——木通，归——当归，王——王不留行，伟——石韦，华——滑石。

【附记】

（1）方名释：方剂命名法1。

（2）《证治汇补》卷八同名方：石韦、冬葵子、瞿麦、滑石、车前子各等份。治砂淋。

（3）沉香散（《医宗必读》卷八方）：石韦散去木通加沉香15g。功效利气通淋。主治气淋，小便胀满，涩痛不通。

161. 萆薢分清饮（《丹溪心法》卷三方）

功效：温肾利湿，分清去浊。

主治：真元不足，下焦虚寒证。

组成：萆薢、石菖蒲、乌药、益智仁、甘草梢，茯苓各等分为末，每服四钱（12g）。6味。

【记忆】

（1）歌诀法：

萆薢分清用茯苓，菖蒲益智乌甘能；

温肾利湿别清浊，下焦虚寒用此灵。

（2）联想法：乌甫解灵智草。

注：乌——乌药，甫——石菖蒲，解——萆薢，灵——茯苓，智——益智仁，草——甘草。

【附记】

（1）方名释：方剂命名法5。一方无茯苓、甘草。

（2）《医学心悟》卷四同名方：萆薢6g，炒黄柏、菖蒲各2g，茯苓、白术各3g，莲子心2g，丹参、车前子各5g。治湿热渗入膀胱之赤白浊尿。

162. **瞿麦汤**（《圣济总录》卷九十八方）

功效：清热利水通淋。

主治：热淋心包壅热证。

组成：瞿麦穗三份（3g），冬瓜子、茅根各半两（15g），冬葵子三合（6g），木通、滑石研各一分（1g），竹叶一把（6g），黄芩六钱（9g）。8 味。

【记忆】

（1）歌诀法：

《圣济总录》瞿麦汤，木通滑石冬葵瓤；

芩竹茅根冬瓜仁，心包壅热淋证方。

（2）联想法：石魁刮毛竹，弹木琴曲。

注：石——滑石，魁——冬葵子，刮——冬瓜仁，毛——茅根，竹——竹叶，木——木通，琴——黄芩，曲——瞿麦。

【附记】

（1）方名释：方剂命名法 1。

（2）《圣济总录》卷九十八又方：瞿麦、黄连、大黄、枳壳、当归、羌活、木通、牵牛子、延胡索、桔梗、大腹皮、射干各 30g，桂心 15g，生姜七片。治气淋涩滞。

（3）五淋散（《太平惠民和剂局方》卷六方）：赤茯苓 18g，当归 15g，赤芍、栀子仁各 60g，生甘草 15g。治肾气不足，膀胱有热之五淋证。

（4）二神散（《证治准绳·类方》第六册方）：海金沙 21g，滑石 15g 为末，加木通、麦冬、灯心各 10g。功效：清泄湿热。治诸淋急痛。

（六）利水退肿方

163. **五皮饮**（《三因极一病证方论》卷十四方）

功效：利湿消肿，理气健脾。

主治：皮水。

组成：桑白皮、陈橘皮、生姜皮、大腹皮、茯苓皮各等分为末，每服三钱（9g）。5 味。

【记忆】

（1）歌诀法：

五皮饮用五般皮，陈茯姜桑大腹齐；
或用五加去桑白，脾虚腹胀此方施。

（2）联想法：陈江玲丧父。

注：陈——陈皮，江——姜皮，玲——茯苓皮，丧——桑白皮，父——大腹皮。

【附记】

（1）方名释：方剂命名法 8，又名五皮散。

（2）《局方》卷三同名方，去桑白皮加五加皮。

（3）禹功散（《儒门事亲》卷十二方）：牵牛子 120g，小茴香 30g。主治：阳水，便秘脉实，元气未伤者。

164. **防己黄芪汤**（《金匮要略》方）

功效：健脾补气，利水消肿。

主治：风水，湿痹。

组成：防己一两（30g），黄芪一两一分（32g），白术七钱半（23g），炒甘草半两（15g）。为末，五钱（15g），加大枣一枚，生姜四片（6g）。6 味。

【记忆】

（1）歌诀法：

身重脉浮汗恶风，七钱半术五甘通；
己芪一两磨分服，四片生姜一枣充。

（2）联想法：三防白旗。

注：三——姜、枣、草，防——防己，白——白术，旗——黄芪。

【附记】

方名释：方剂命名法 1。

165. 疏凿饮子（《重订严氏济生方·水肿门》方）

功效：消气利水退肿。

主治：水气，通身浮肿，二便不利者。

组成：泽泻、商陆、赤小豆、羌活去芦、椒目、木通、秦艽去芦、茯苓皮、大腹皮、槟榔各等分为末。每服四钱（12g），加生姜五片（6g）煎服。11味。

【记忆】

（1）歌诀法：

疏凿槟榔与商陆，苓皮大腹同椒目；
赤豆羌艽泻木通，姜皮入煎阳水服。

（2）联想法：秦岭江滨通商，大毛泻肚交枪。

注：秦——秦艽，岭——茯苓皮，江——姜皮，滨——槟榔，通——木通，商——商陆，大毛——大腹皮，泻——泽泻，肚——赤小豆，交——椒目，枪——羌活。

【附记】

方名释：方剂命名法8。本方以大禹疏江凿河治水的故事比喻散水气通利二便之功，故名。

九、润 燥 剂

（一）轻宣外燥方

166. **清燥救肺汤**（《医门法律·伤燥门》方）

功效：清燥润肺。

主治：温燥伤肺之证。

组成：冬桑叶三钱（9g），煅石膏二钱五分（7g），人参、炒杏仁各七分（2g），甘草、炒胡麻各一钱（3g），阿胶烊化八分（3g），麦冬一钱二分（4g），枇杷叶去毛蜜炙一片（3g）。9味。

【记忆】

（1）歌诀法：

清燥救肺参草杷，石膏胶杏麦胡麻；

经霜收下冬桑叶，清燥润肺效可佳。

（2）联想法：阿妈老人，批卖桑杏膏。

注：阿——阿胶，妈——胡麻仁，老——甘草，人——人参，批——枇杷叶，卖——麦冬，桑——冬桑叶，杏——杏仁，膏——石膏。

【附记】

方名释：方剂命名法5。《症因脉治》同名方少胡麻仁。

167. **杏苏散**（《温病条辨》卷一方）

功效：疏风解表，化痰理气。

主治：外感凉燥。

组成：杏仁、前胡各9g，陈皮、苏叶、桔梗、枳壳、茯苓、生姜各6g，半夏、甘草各3g，大枣去核2枚（原方未著量）11味。

【记忆】

（1）歌诀法：

杏苏散用二陈前，茯苓桔壳姜枣甘；
疏风解表功先行，兼以理气能化痰。

（2）联想法：二陈借钱，只找江苏人。

注：二陈汤（略），借——桔梗，钱——前胡，只——枳壳，找——大枣，江——生姜，苏——苏叶，人——杏仁。

【附记】

方名释：方剂命名法1。

168. 桑杏汤（《温病条辨》卷一方）

功效：轻宣凉润。

主治：外感温燥之证。

组成：桑叶一钱（3g），杏仁一钱五分（5g），沙参二钱（6g），浙贝、香豉、栀皮、梨皮各一钱（3g）。7味。

【记忆】

（1）歌诀法：

桑杏汤中象贝宜，沙参栀豉与梨皮；
干咳鼻涸还身热，清宣凉润燥能医。

（2）联想法：沙山母，吃桑杏梨。

注：沙——沙参，山——山栀皮，母——象贝母，吃——香豉，桑——桑叶，杏——杏仁，梨——梨皮。

【附记】

方名释：方剂命名法1，沙参麦冬汤同。

169. 沙参麦冬汤（《温病条辨》卷一方）

功效：甘寒生津，清养肺胃。

主治：燥伤肺胃，津液亏损。

组成：沙参、麦冬各三钱（9g），玉竹二钱（6g），生甘草一钱（3g），桑叶、生扁豆、天花粉各一钱五分（5g）。7味。

【记忆】

（1）歌诀法：

沙参麦冬扁豆桑，甘草玉粉合成方；
秋燥耗伤肺胃津，苔光干咳最堪尝。

（2）联想法：桑玉抄卖豆沙粉。

注：桑——桑叶，玉——玉竹，抄——甘草，卖——麦冬，豆——生扁豆，沙——沙参，粉——天花粉。

【附记】

（1）又名沙参麦冬饮。

（2）翘荷汤（《温病条辨》卷一方）。薄荷、连翘、黑山栀皮各5g，桔梗、绿豆皮各6g，甘草3g。功效：清火润咽。主治：燥气化火，清窍不利之耳目龈咽证。

（二）滋润内燥方

170. **百合固金汤**（《医方集解》引赵蕺庵方）

功效：养阴清热，润肺化痰。

主治：肺肾阴亏，虚火上炎之证。

组成：生地二钱（6g），熟地三钱（9g），麦冬一钱五分（5g），贝母、百合、当归、芍药炒、生甘草各一钱（3g），玄参、桔梗各八分（2g）。10味。

【记忆】

（1）歌诀法：

百合固金二地黄，玄参贝母桔甘藏；
麦冬芍药当归配，喘咳痰血肺家伤。

（2）联想法：二弟卖草药，百元皆归母。

注：二弟——生地、熟地，卖——麦冬，草——甘草，药——芍药，百——百合，元——玄参，皆——桔梗，归——当归，母——贝母。

【附记】

方名释：方剂命名法5。

171. **麦门冬汤**（《金匮要略》方）

功效：益胃生津，降逆下气。

主治：胃有虚热，气火上逆之肺痿证。

组成：麦冬七升（35g），半夏一升（5g），人参三两（9g），甘草二两（6g），粳米三合（15g），大枣十二枚（4枚）。6味。

【记忆】

（1）歌诀法：

火逆原来气上冲，一升半夏七升冬；
参甘二两粳三合，枣十二枚是正宗。

（2）类比法：六君子汤类方，基本方去陈皮、茯苓，加麦冬、粳米、大枣。

（3）联想法：半夏找人卖炒米。

注：找——大枣，人——人参，卖——麦冬，炒——甘草，米——粳米。

【附记】

方名释：方剂命名法1，同名方有十。

172. **增液汤**（《温病条辨》卷二方）

功效：增液润燥。

主治：阳明温病，津液不足。

组成：玄参一两（30g），麦冬八钱（24g），生地八钱（24g）。3味。

【记忆】

（1）歌诀法：

增液汤用玄地冬，滋液润燥大有功；
热病津枯肠燥结，增水行舟便自通。

（2）联想法：原地卖增液汤。

注：原——元参，地——生地，卖——麦冬。

【附记】

（1）方名释：方剂命名法4。

（2）益胃汤（《温病条辨》卷二方）：增液汤加玉竹5g，冰糖3g。功效：益胃生津。主治：阳明温病，胃阴受损之证。

173. **琼玉膏**（《洪氏集验方》卷一引申铁瓮方）

功效：养阴润肺。

主治：虚劳干咳，咽燥咯血者。

组成：生地黄汁十六斤（480g），高丽参二十四两（72g），茯苓四十九斤（1470g），白蜜十斤（300g）。4味。

【记忆】

（1）歌诀法：

琼玉膏中生地黄，参苓白蜜炼膏尝；
肺枯干咳虚劳症，金水相滋效倍彰。

（2）联想法：仁娣爱服蜜。

注：仁——人参，娣——生地，服——茯苓，蜜——白蜜。

【附记】

（1）方名释：方剂命名法6。同名方有三。

（2）甘麦大枣汤（《金匮要略》方）：甘草9g，小麦15g，大枣10枚。功效：甘缓和中，养心润肺。主治：妇人脏躁，喜悲欲哭者。

174. **消渴方**（《丹溪心法》卷三方）

功效：润燥生津，清热泻火。

主治：上、中消渴证。

组成：黄连末、天花粉末各6g，生地黄汁、生姜汁、藕汁各15g，蜂蜜、人乳或牛乳各适量拌膏服（原方未著量）。7味。

【记忆】

（1）歌诀法：

消渴方中花粉连，藕汁地汁牛乳研；
或加姜蜜为膏服，泻火生津益血痊。

（2）联想法：姜蜜、奶粉连地藕。

注：姜——生姜，蜜——蜂蜜，奶——牛奶，粉——天花粉，连——黄连，地——生地，藕——藕汁。

【附记】

方名释：方剂命名法9。

175. **当归润燥汤**（《杂病源流犀烛·脏腑门》卷九方）

功效：活血润肠通便。

主治：脾约便难。

组成：当归、大黄、熟地黄、甘草、桃仁、麻仁各一钱（3g），生地黄、升麻各七分（2g），红花二分（1g）。9味。

【记忆】

（1）歌诀法：

当归润燥两地黄，升麻红麻加大黄；
麻仁甘草与桃仁，活血润肠通便强。

联想法：两弟二人归，将军、国老同骑红花马。

注：两弟——生、熟地，二人——桃仁、麻仁，归——当归，马——升麻。

【附记】

（1）方名释：方剂命名法5，同名方三。

（2）本方去麻仁、大黄名：通幽汤（《脾胃论》卷下方）。治幽门不通、上冲、噎塞、大便难。

十、祛　痰　剂

（一）燥湿化痰方

176. **二陈汤**（《太平惠民和剂局方》卷四方）

功效：燥湿化痰，理气和中。

主治：湿痰咳嗽。

组成：半夏汤洗七次、橘红各五两（150g），茯苓三两（90g），甘草炙一两半（45g）。为末，每服四钱（12g），加生姜七片（6g），乌梅一个（3g）。6味。

【记忆】

（1）歌诀法：

二陈汤用夏和陈，益以甘草和茯苓；
利气调中兼去润，痰湿咳嗽此为珍。

（2）联想法：陈国老，夏伏去乌江。

注：陈——橘红，夏——半夏，伏——茯苓，乌——乌梅，江——生姜。

【附记】

（1）方名释：方剂命名法13。方中橘红、半夏二味，用陈久者则无过燥之弊，故有“二陈”之名。

（2）近代用法多不用生姜、乌梅，以饮片煎服或为丸剂。

（3）《增补万病回春》卷三同名方：陈皮、半夏、茯苓、白术、砂仁、山药、车前子、厚朴、甘草各等分。治痰泻。

（4）导痰汤《校注妇人良方》卷六方：二陈汤加枳实、南星各3g。功效：化顽痰，破坚积。主治：痰涎壅盛，胸膈痞塞证。

（5）香砂二陈汤（《重订通俗伤寒论》方）：二陈汤加檀香5g，砂仁8g。功效：燥湿化痰，醒脾行气。主治：胃有停饮，胸痞脘痛证。

（6）金水六君煎（《景岳全书·新方八阵》卷五十一方）：二陈汤加当归6g，熟地15g。功效：养阴化痰。主治：肺肾阴虚，脾湿生痰者。

177. 半夏丸（《圣济总录》卷四十七方）

功效：燥湿化痰。

主治：治上焦冷，不思食。

组成：半夏二两（60g），丁香半两（15g），炮姜一分（3g）。为末，生姜汁煮面糊为丸。3味。

【记忆】

（1）歌诀法：

圣济总录半夏丸，丁香炮姜半夏全；
上焦冷气不思食，燥湿化痰临证选。

（2）联想法：拌姜香。

注：拌——半夏，姜——生姜，香——丁香。

【附记】

（1）方名释：方剂命名法1。

（2）《素问·病机气宜保命集》卷下同名方：半夏30g，雄黄9g，生姜6g，治伤风咳痰。

178. 苍附导痰丸（《叶天士女科全书》方）

功效：健脾燥湿，化痰行滞。

主治：妇人体肥，痰涎壅盛，血滞经闭。

组成：苍术、香附童便制、炒枳壳各二两（60g），陈皮、茯苓各一两五钱（45g），胆南星、甘草各一两（30g）。为末，生姜汁和神曲为丸。9味。

【记忆】

（1）歌诀法：

叶氏苍附导痰丸，导痰汤里去半夏；

姜汁神曲苍附用，健脾燥湿功化痰。

（2）类比法：导痰丸类方，基本方去半夏，加苍术、香附、神曲、姜汁。

（3）联想法：江南陈仓府，有只神灵草。

注：江——姜汁，南——南星，陈——陈皮，仓——苍术，府——香附，只——枳壳，神——神曲，灵——茯苓，草——甘草。

【附记】

方名释：方剂命名法2。

179. **涤痰汤**（《奇效良方》卷一方）

功效：益气祛痰，化浊宣窍。

主治：中风，痰迷心窍，舌强不言者。

组成：制半夏、制南星各二钱半（8g），茯苓、炒枳实各二钱（6g），橘红一钱半（5g），人参、菖蒲各一钱（3g），竹茹七分（2g），甘草五分（2g），生姜五片（3g）。10味。

【记忆】

（1）歌诀法：

涤痰汤用半夏星，甘草橘红参茯苓；
竹茹菖蒲和枳实，痰迷舌强服之醒。

（2）类比法：导痰汤类方，基本方加人参、菖蒲、竹茹、生姜。

（3）联想法：老人姜蒲茹，夏令爱食红星果。

注：老——甘草，人——人参，姜——生姜，蒲——菖蒲，茹——竹茹，夏——半夏，令——茯苓，食——枳实，红——橘红，星——制南星。

【附记】

方名释：方剂命名法10。

180. **指迷茯苓丸**（《证治准绳·类方》第二册方）

功效：燥湿行气，消解顽痰。

主治：痰停中脘，臂痛不举，妇人产后喘肿者。

组成：半夏二两（60g），茯苓一两（30g），枳壳麸炒去瓤半两（15g），风化硝二钱半（8g），为末，生姜汁糊为丸。5 味。

【记忆】

（1）歌诀法：

指迷茯苓丸最精，风化芒硝枳并并；
臂痛难移脾气阻，停痰伏饮有嘉名。

（2）联想法：夏令只销姜汁。

注：夏——半夏，令——茯苓，只——枳壳，销——芒硝。

【附记】

方名释：方剂命名法 11，又名茯苓丸。

（二）治风化痰方

181. **半夏白术天麻汤**（《医学心悟》卷三方）

功效：健脾祛湿，化痰息风。

主治：风痰所致眩晕头痛证。

组成：半夏一钱五分（5g），白术、天麻、茯苓、橘红、蔓荆子各一钱（3g），炙甘草五分（2g），生姜二片（3g），大枣三枚。9 味。

【记忆】

（1）歌诀法：

半夏白术天麻汤，苓草陈蔓大枣姜；
眩晕头痛痰涎盛，化痰息风是效方。

（2）类比方：六君子汤类方、基本方去人参加天麻、蔓荆子、姜、枣。

（3）联想法：夏天三伏，精煮橘红。

注：夏——半夏，天——天麻，三——姜、枣、草，伏——茯苓，精——蔓荆子，煮——白术。

【附记】

（1）方名释：方剂命名法 1。

（2）《脾胃论》卷下同名方：黄柏、干姜各2g，天麻、苍术、茯苓、黄芪、橘皮、半夏、麦芽、泽泻、人参各5g，白术、神曲各3g。治痰厥头痛。

182. **定痫丸**（《医学心悟》卷四方）

功效：安神祛风化痰。

主治：肝风痰浊而致的痫证。

组成：天麻、川贝母、姜半夏、茯苓蒸、茯神蒸各一两（30g），丹参酒蒸、麦冬去心各二两（60g），陈皮、远志去心（甘草水泡）各七钱（21g），石菖蒲、胆南星、全蝎去尾（甘草水洗）、僵蚕去嘴炒（甘草水洗）、琥珀豆腐煮、灯草研各五钱（15g），辰砂研细三钱（9g）。以上为末，竹沥一小碗，姜汁一杯，甘草四两（120g）熬膏，和药为丸。18味。

【记忆】

（1）歌诀法：

定痫丸内二陈神，丹麦蚕蝎天南星；
菖志琥砂竹姜母，安神化痰祛肝风。

（2）联想法：离江志，母杀丹麦虎；南天神，二陈捕蚕蝎。

注：离——竹沥，江——生姜，志——远志，母——川贝母，杀——辰砂，丹——丹参，麦——麦冬，虎——琥珀，南——胆南星，天——天麻，神——茯神，二陈汤（略），捕——菖蒲，蚕——僵蚕，蝎——全蝎。

【附记】

方名释：方剂命名法9。

183. **青州白丸子**（《太平惠民和剂局方》卷一方）

功效：祛风化痰。

主治：寒痰上涌致半身不遂，痰盛呕吐涎沫或小儿惊风。

组成：生天南星三两（90g），生白附子二两（60g），生半夏汤洗七两（210g），生川乌去皮脐半两（15g），为末。4味。

【记忆】

（1）歌诀法：

青州白丸星夏并，白附川乌具用生；
晒露糊丸姜薄引，风痰瘫痪小儿惊。

（2）联想法：富星半屋。

注：富——白附子，星——天南星，半——半夏，屋——乌头。

【附记】

方名释：方剂命名法19。小儿惊风薄荷汤下，大人惊风生姜汤下。

（三）祛寒化痰方

184. **射干麻黄汤**（《金匮要略》方）

功效：温肺化痰，止咳平喘。

主治：寒饮郁肺，喉中如水鸣声。

组成：射干十三枚，一作三两（9g），麻黄、生姜各四两（12g），细辛、紫菀、款冬花各三两（9g），五味子半升（15g），大枣七枚，半夏半升（15g）。9味。

【记忆】

（1）歌诀法：

喉中咳逆水鸡声，三两干辛款菀行；
夏味半升枣七粒，姜麻四两破坚成。

（2）联想法：马五至新疆，冬夏干燥。

注：马——麻黄，五——五味子，至——紫菀，新——细辛，疆——生姜，冬——款冬花，夏——半夏，干——射干，燥——大枣。

【附记】

方名释：方剂命名法1。

185. **苓甘五味姜辛汤**（《金匮要略》方）

功效：温饮化痰。

主治：寒饮内停证。

组成：茯苓四两（12g），甘草三两（9g），干姜三两（9g），细辛三两（9g），五味子半升（15g），5味。

【记忆】

（1）歌诀法：

冲气低时咳满频，三两甘草与姜辛；
味用半升茯苓四，法能通微便出新。

（2）简便法：记汤头名。

【附记】

方名释：方剂命名法3。

186. **冷哮丸**（《张氏医通》卷十三方）

功效：散寒涤痰。

主治：痰结冷哮。

组成：麻黄泡、生川乌、细辛、蜀椒、生白矾、牙皂（去皮、子，酥炙）、半夏曲、胆南星、杏仁、生甘草各一两（30g），紫菀茸、款冬花各二两（60g）。为末，姜汁调，神曲末打糊为丸。12味。

【记忆】

（1）歌诀法：

冷哮丸用麻乌辛，蜀椒白矾陈胆星；
皂杏半曲甘紫款，痰结冷喘此方珍。

（2）联想法：东吴紫星半夏繁，西蜀黄杏牙皂甘。

注：东——款冬花，吴——生川乌，紫——紫菀，星——胆南星，繁——白矾，西——细辛，蜀——蜀椒，黄——麻黄，杏——杏仁，甘——甘草。

【附记】

（1）方名释：方剂命名法9。

（2）《外科证治全生集》卷二同名方：豆豉30g，白砒3g。治冷哮。（本方原书无方名）

（四）清热化痰方

187. ***温胆汤***（《备急千金要方》卷十二方）

功效：清降痰热。

主治：胆虚痰热上扰证。

组成：半夏、竹茹、枳实各二两（60g），橘红三两（90g），炙甘草一两（30g），生姜四两（120g）。为末，每服四钱（12g）。6味。

【记忆】

（1）歌诀法：

千金要方温胆汤，半夏橘红炙草姜；
竹茹枳实莫忘加，清降痰热法最良。

（2）类比法：二陈汤类方，基本方去茯苓加竹茹、枳实、生姜。

（3）联想法：江竹实，二陈取铃。

注：江——生姜，竹——竹茹，实——枳实，二陈汤（略）去茯苓。

【附记】

方名释：方剂命名法4，同名方有五。

188. ***清热化痰汤***（《证治准绳·类方》第八册方）

功效：清热化痰。

主治：上焦有热，痰盛作渴，口舌肿痛。

组成：贝母、天花粉、炒枳实、桔梗各一钱（3g），黄芩、黄连各一钱二分（4g），玄参、升麻各七分（2g），甘草五分（2g）。9味。

【记忆】

（1）歌诀法：

清热化痰用黄芩，元母枳连桔花粉；
升麻甘草九味全，上焦痰热用之神。

（2）联想法：秦连母结马草账，花费十元。

注：秦——黄芩，连——黄连，母——贝母，结——桔梗，马——升麻，草——甘草，花费——天花粉，十——枳实，元——元参。

【附记】

（1）方名释：方剂命名法4。

（2）《医宗金鉴·杂病心法要诀》卷三十九同名方：人参6g，白术、茯苓各15g，炙草、橘红、半夏各9g，竹茹6g，黄芩9g，黄连6g，天南星9g，竹沥、姜汁适量。治中风痰热，手足麻木，言语失常者。

189. 滚痰丸（《景岳全书·古方八阵》卷五十五引王隐君方）

功效：降火逐痰。

主治：实热者痰为病。

组成：大黄酒蒸、黄芩各半斤（240g），礞石（同硝石煅呈金色）一两（30g），沉香五钱（15g）。为末，滴水为丸。4味。

【记忆】

（1）歌诀法：

滚痰丸用青礞石，大黄黄芩沉香辑；
诸病多因痰作祟，顽痰怪证可消失。

（2）联想法：将军祖籍黄石乡。

注：黄——黄芩，石——礞石，乡——沉香。

【附记】

方名释：方剂命名法6。本方除痰的力量极快极大，犹如滚石一般故名之。又名礞石滚痰丸。

190. 贝母瓜蒌散（《医学心悟》卷三方）

功效：清热化痰，润肺止咳。

主治：肺燥咳嗽。

组成：贝母一钱五分（5g），瓜蒌一钱（3g），花粉、茯苓、橘红、桔梗各八分（2g）。6味。

【记忆】

（1）歌诀法：

贝母瓜蒌散桔苓，橘红花粉共煎成；
咽干呛咳痰难咯，润燥化痰咳嗽宁。

（2）联想法：红楼父母借花粉。

注：红——橘红，楼——瓜蒌，父——茯苓，母——贝母，借——桔梗。

【附记】

方名释：方剂命名法1。

191. **清气化痰丸**（《医方考》卷二方）

功效：清热化痰，下气止咳。

主治：痰热咳嗽。

组成：陈皮去白、杏仁去皮尖、枳实麸炒、黄芩、瓜蒌仁去油、茯苓各一两（30g），胆南星、制半夏各一两五钱（45g）。为末，姜汁为丸。8味。

【记忆】

（1）歌诀法：

清气化痰星夏橘，杏仁枳实瓜蒌实；
芩苓姜汁为糊丸，气顺火消痰自失。

（2）类比法：导痰汤类方，基本方去甘草加黄芩、瓜蒌仁、杏仁。

（3）联想法：陈半星令食黄瓜杏。

注：陈——陈皮，半——半夏，星——胆南星，令——茯苓，食——枳实，黄——黄芩，瓜——瓜蒌，杏——杏仁。

【附记】

方名释：方剂命名法4，同名方有三。

192. **小陷胸汤**（《伤寒论》方）

功效：清热化痰，宽胸开结。

主治：痰热互结心下。

组成：黄连一两（6g），半夏洗半升（15g），瓜蒌实大者一枚（30g）。3味。

【记忆】

（1）歌诀法：

按而始痛病尤轻，脉络凝邪心下成；
夏取半升连一两，瓜蒌整个要先烹。

（2）联想法：连下楼。

注：连——黄连，下——半夏，楼——瓜蒌。

【附记】

（1）方名释：方剂命名法10。

（2）本方加柴胡、桔梗各3g，黄芩、枳实各5g，生姜3片名：柴胡陷胸汤（《重订通俗伤寒论》方）。和解开降，治少阳证，胸膈痞满，按之痛者。

（3）清心涤痰汤（《医宗金鉴·幼科心法要诀》卷五十一方）：人参6g，麦冬15g，黄连6g，石菖蒲9g，胆南星9g，茯苓15g，甘草6g，橘红、半夏、竹茹各9g，枳实15g，酸枣仁12g，生姜6g。清心涤痰，治小儿惊风后，脾虚多痰者。

193. **消瘰丸**（《医学心悟》卷四方）

功效：清热化痰，软坚散结。

主治：瘰疬痰核。

组成：玄参蒸、牡蛎煅醋研、贝母去心蒸各四两（120g）。为末，蜜为丸每服三钱（12g）。3味。

【记忆】

（1）歌诀法：

消瘰丸用贝牡参，散结消痰并滋阴；
肝肾素亏痰火结，加减临时细酌斟。

（2）联想法：原本是牡蛎。

注：原——元参，本——贝母。

【附记】

（1）方名释：方剂命名法9，又名消疬丸。

（2）《医学衷中参西录》同名方：煅牡蛎300g，生黄芪120g，玄参90g，三棱、莪术、龙胆草、浙贝母各60g，血竭、乳香、没药各30g，海带15g，治瘰疬。

（五）止咳化痰方

194. **止嗽散**（《医学心悟》卷三方）

功效：止嗽化痰，疏风解表。

主治：外感咳嗽，日久不止者。

组成：桔梗炒、荆芥蒸、紫菀蒸、百部、白前蒸各两斤（1000g），甘草炒十二两（360g），陈皮水洗去白一斤（500g）。为末，每服三钱（9g）。7味。

【记忆】

（1）歌诀法：

止嗽散中桔甘前，荆陈紫菀百部研；
诸般咳嗽平加减，姜汤调下约三钱。

（2）联想法：陈百杰家，前院干净。

注：陈——陈皮，百——百部，杰——桔梗，前——白前，院——紫菀，干——甘草，净——荆芥。

【附记】

方名释：方剂命名法9。

195. **三子养亲汤**（《韩氏医通》卷下方）

功效：温化痰饮，降气消食。

主治：咳喘痰多，胸痞食少者。

组成：紫苏子9g，白芥子9g，莱菔子9g（原方未著量）。3味。

【记忆】

（1）歌诀法：

三子养亲痰火方，芥苏莱菔共煎汤；

老人胸痞痰气逆，此方一般顺食香。

（2）联想法：紫白父子。

注：紫——紫苏子，白——白芥子，父子——莱菔子。

【附记】

（1）方名释：方剂命名法8。

（2）咳嗽气喘苏子为主，痰多白芥子为主，食痞兼痰莱菔子为主。

（3）《症因脉治》卷二同名方：山楂核、莱菔子各15g，白芥子9g。治食痰积滞。

（4）桔梗汤（《伤寒论》方）：桔梗30g，甘草60g。滋肺利咽，止咳化痰，治少阴病咽痛

（六）润燥化痰方

196. **润肺饮**（《医宗必读》卷九方）

功效：润燥化痰。

主治：肺燥痰涩难出。

组成：知母酒炒七分（2g），炒贝母、天花粉各三钱（9g），茯苓、麦冬、橘红各一钱五分（5g），桔梗一钱（3g），生地二钱五分（8g），甘草五分（2g），生姜三片（6g）。10味。

【记忆】

（1）歌诀法：

医宗必读润肺饮，二母橘红麦花粉；

桔梗茯苓姜草地，润燥滋肺能治本。

（2）联想法：江陵两亩地，麦草结红花。

注：江——生姜，陵——茯苓，两亩——贝母、知母，地——生地，麦——麦冬，草——甘草，结——桔梗，红——橘红，花——花粉。

【附记】

方名释：方剂命名法4。

十一、理　气　剂

（一）行气方

197. **半夏厚朴汤**（《金匮要略》方）

功效：行气开郁，降逆化痰。

主治：梅核气。

组成：半夏一升（9g），厚朴三两（9g），生姜五两（9g），苏叶二两（6g），茯苓四两（12g）。5 味。

【记忆】

（1）歌诀法

状如炙脔贴咽中，却是痰凝气不同；
半夏一升茯四两，五姜三朴二苏攻。

（2）联想法：下令赴江苏。

注：下——半夏，令——茯苓，赴——厚朴，江——生姜，苏——苏叶。

【附记】

（1）方名释：方剂命名法 1。

（2）加大枣一枚名：四七汤（《和剂局方》方）。主治略同。

198. **越鞠丸**（《丹溪心法》卷三方）

功效：行气解郁。

主治：因气、血、痰、火、湿、食郁结证。

组成：苍术、香附、川芎、神曲、山栀炒各等分。5 味。

【记忆】

（1）歌诀法：

越鞠丸治六般郁，气血痰火湿食因；
芎苍香附兼栀曲，气畅郁舒痛闷伸。

（2）联想法：苍山乡神穷。

注：苍——苍术，山——山栀，乡——香附，神——神曲，穷——川芎。

【附记】

（1）方名释：方剂命名法4。吴鹤皋云“越鞠者，发越鞠郁之谓也”。越为发越，鞠为郁闭。本方能使郁结之气，慢慢地发越解散，故名之。

（2）又名苍术丸。

199. **瓜蒌薤白白酒汤**（《金匮要略》方）

功效：通阳散结，行气祛痰。

主治：胸痹证。

组成：瓜蒌实一枚（15g），薤白三两（9g），白酒七升（适量）。3味。

【记忆】

（1）歌诀法：

胸为阳位似天空，阴气弥沦痹不通；

薤白半升蒌一个，七升白酒奏奇功。

简便法：记汤头名。

【附记】

（1）方名释：方剂命名法3。

（2）加半夏名：瓜蒌薤白半夏汤（《金匮要略》方），主治略同。

（3）加枳实、厚朴、桂枝，去白酒名：枳实薤白桂枝汤（《金匮要略》方）。消痞散满，通阳化气。

200. **加味乌药汤**（《济阴纲目》卷一方）

功效：行气，解郁，止痛。

主治：脘腹胁肋胀痛，痛经。

组成：乌药、缩砂、木香、延胡索各一两（30g），香附炒去毛二两（60g），甘草一两半（45g）。为末，每服七钱（21g），加生姜三片（6g），煎服。6 味。

【记忆】

（1）歌诀法：

加味乌药汤缩砂，木香元胡草附加；
行气解郁止痛良，脘腹胁胀痛经夸。

（2）联想法：国老府原是木沙屋。

注：府——香附，原——元胡，木——木香，沙——缩砂，屋——乌药。

【附记】

方名释：方剂命名法 2。

201. **金铃子散**（《素问·病机气宜保命集》卷中方）

功效：疏肝泄热，行气止痛。

主治：胸腹胁肋疼痛证。

组成：金铃子、延胡索各一两（30g）。2 味。

【记忆】

（1）歌诀法：

金铃子散用延胡，疏肝泄热热可除；
或加黄酒调散服，行气止痛痛能舒。

（2）联想法：金陵有盐湖。

注：金陵——金铃子，盐湖——延胡索。

【附记】

（1）方名释：方剂命名法 1。

（2）本方早见于《小儿药证直决》，名捻头散。主治小便不通。

（3）《济生方》卷三同名方：川楝子 30g，同巴豆 7 枚炒至黄色，去巴豆，为末。治七疝，寒注下焦。

202. **天台乌药散**（《医学发明》卷五方）

功效：疏肝行气，散寒止痛。

主治：寒疝，小腹牵引睾丸痛证。

组成：天台乌药、木香、炒茴香、青皮去白、炒良姜各半两（15g），槟榔二个（6g），川楝子十个（9g），巴豆七十粒，一作二十粒（3g）。每服一钱（3g），温酒下。8 味。

【记忆】

（1）歌诀法：

天台乌药木茴香，良姜青皮及槟榔；
楝巴麸炒除巴用，散寒行气效益彰。

（2）联想法：请回良将，在木屋把兵练。

注：请——青皮，回——茴香，良将——高良姜，木——木香，屋——天台乌药，把——巴豆，兵——槟榔，练——川楝子。

【附记】

方名释：方剂命名法 1。

203. **橘核丸**（《济生方》卷三方）

功效：行气止痛，软坚散结。

主治：㿗疝，卵核肿胀。

组成：橘核炒、海藻洗、海带洗、昆布洗、川楝子去皮炒、桃仁麸炒各一两（30g），厚朴去皮姜汁炒、木通、枳实麸炒、延胡索炒去皮、桂心不见火、木香不见火各半两（15g）。12 味。

【记忆】

（1）歌诀法：

橘核丸是济生方，㿗疝顽痛止堪尝；
枳朴元胡藻带昆，木通川楝桃桂香。

（2）联想法：带核葡萄实心枣，木索穿不通。

注：带——海带，核——橘核，葡——厚朴，萄——桃仁，实——枳实，心——桂心，枣——海藻，木——木香，索——延胡索，穿——川楝子，不——昆布，通——木通。

【附记】

方名释：方剂命名法 1。

204. **乌药顺气散**（《太平惠民和剂局方》卷一方）

功效：顺气祛风。

主治：风气攻注四肢，中风，脚气。

组成：乌药去木，橘红去瓤，麻黄去根节各二两（60g），川芎、白芷、炒甘草、桔梗、枳壳麸炒，僵蚕炒去丝嘴各一两（30g），炮姜半两（15g）。为末，每服三钱（9g），加生姜三片（6g），大枣一枚煎服。10 味。

【记忆】

（1）歌诀法：

乌药顺气芎芷姜，橘红枳桔及麻黄；
僵蚕炙草同煎服，中气厥逆此方详。

（2）联想法：红马草屋穷，白蚕将壳更。

注：红——橘红，马——麻黄，草——甘草，屋——乌药，穷——川芎，白——白芷，蚕——僵蚕，将——炮姜，壳——枳壳，更——桔梗。

【附记】

（1）方名释：方剂命名法 5。

（2）《杂病源流犀烛·身形门》卷二十七同名方：白术、白芷、青皮、陈皮各 10g，乌药、人参各 6g，茯苓 15g，甘草 9g。治气滞腰痛。

205. **暖肝煎**（《景岳全书·新方八阵》卷五十一方）

功效：养血行气，散寒止痛。

主治：肝肾阴寒，疝气等证。

组成：当归二至三钱（9g）、枸杞子三钱（9g）、肉桂一至二钱（6g），沉香一钱（3g），乌药、茯苓、小茴香各二钱（6g），加生姜三至五片（6g）煎服。7 味。

【记忆】

（1）歌诀法：

暖肝煎用杞子归，乌苓小茴沉香桂；

养血行气温肝肾，阴寒疝气可止疼。

（2）联想法：小狗无肉铃当响。

注：小——小茴香，狗——枸杞子，无——乌药，肉——肉桂，铃——茯苓，当——当归，响——沉香。

【附记】

方名释：方剂命名法4。

206. 启膈散（《医学心悟》卷三方）

功效：养阴解郁。

主治：噎膈、虫积、食积。

组成：沙参、丹参各三钱（9g）茯苓一钱（3g），川贝母一钱五分（5g），郁金五分（2g），砂仁壳四分（2g），荷叶蒂两个（6g），杵头糠五分（2g）。8味。

【记忆】

（1）歌诀法：

养阴解郁启膈散，沙参茯苓郁金丹；
贝母砂荷杵头糠，食积噎膈病自安。

（2）联想法：何金母灵巧，单杀杵头糠。

注：何——荷叶蒂，金——郁金，母——川贝母，灵——茯苓，巧——砂仁壳，单——丹参，杀——沙参。

【附记】

方名释：方剂命名法10。

207. 开郁种玉汤（《傅青主女科》卷上方）

功效：疏肝解郁，理气扶脾。

主治：肝气郁结不孕证。

组成：白芍酒炒一两（30g），当归酒洗，白术土炒各5钱（15g），茯苓去皮，牡丹皮酒洗，香附酒炒各三钱（9g），天花粉二钱（6g）。7味。

【记忆】

（1）歌诀法：

傅山开郁种玉汤，归芍苓草丹皮香；
药用七味天花粉，肝郁不孕服之良。

（2）联想法：灵珠香粉当药单。

注：灵——茯苓，珠——白术，香——香附，粉——天花粉，当——当归，药——白芍，单——牡丹皮。

【附记】

（1）方名释：方剂命名法6。

（2）延胡索汤（《济生方》卷六方）：当归、延胡索、炒蒲黄、赤芍、官桂各15g，片子姜黄、乳香、没药、木香各90g，甘草炙9g。功效：温经化瘀，行气止痛。主治：妇女脘腹作痛，月经不调。

（3）手拈散（《丹溪新法》卷四方）：延胡索、五灵脂、草果、没药各等分。功效：理气行瘀止痛。主治：心脾气痛。

208. **木香顺气散**（《证治准绳·类方》第四册引《医学统旨》方）

功效：疏肝理气。

主治：气滞腹痛。

组成：木香、槟榔、香附、陈皮、青皮醋炒、枳壳麸炒、砂仁、厚朴姜汁炒、苍术米泔浸炒各一钱（3g），甘草炙五分（2g）。为末，加生姜三片（6g），煎服。10味。

【记忆】

（1）歌诀法：

木香顺气香附榔，青陈皮壳厚朴苍；
砂仁甘草十味药，疏肝理气腹痛康。

（2）联想法：陈二香清仓后，杀只老狼。

注：陈——陈皮，二香——木香、香附，清——青皮，仓——苍术，后——厚朴，杀——砂仁，只——枳壳，老——甘草，狼——槟榔。

【附记】

（1）方名释：方剂命名法5。

（2）《杂病源流犀烛·脏腑门》卷二同名方：陈皮、青皮、乌药、香附、半夏、枳壳、厚朴各3g，木香、砂仁各1.5g，肉桂、干姜、炙干草各1g。用于气厥醒后调理。

（3）香棱丸（《济生方》卷四方）：丁香、木香、三棱、莪术、枳壳、青皮、川楝子、茴香各等分。功效：行气导滞。主治：五积证。

（4）分气饮（《校注妇人良方》卷十三方）：陈皮、茯苓、半夏、白术、桔梗、枳壳、大腹皮、苏梗、山栀各10g，炙甘草5g，理气解郁。主治：脾胃虚弱，痰气喘嗽。

209. 天仙藤散（《校注妇人大全良方》卷十五方）

功效：理气行滞。

主治：妊娠水气。

组成：炒天仙藤、炒香附子、陈皮、甘草、乌药各等分为末。每服五钱（15g），加木瓜、苏叶、生姜各三片（6g），煎服。5味。

【记忆】

（1）歌诀法：

天仙藤散妇人方，乌药香附陈草襄；
理气行滞见其功，妊娠水气病自羌。

（2）联想法：陈老五想天仙藤。

注：陈——陈皮，老——甘草，五——乌药，想——香附子。

【附记】

（1）方名释：方剂命名法1。

（2）通气散坚丸（《医宗金鉴·外科心法要诀》卷七十二方）：人参、桔梗、当归、川芎、花粉、枳实、陈皮、半夏、茯苓、胆南星、贝母、海藻、香附、石菖蒲、甘草各30g。功效：清肺调气，理伤和营。主治：气瘿、气瘤。

210. 高良姜汤（《备急千金要方》卷十三方）

功效：行气和营，祛寒止痛。

主治：心腹绞痛如刺，胁胀烦闷证。

组成：高良姜五两（15g），厚朴二两（6g），当归、桂心各三两（9g），生姜三片。5味。

【记忆】

（1）歌诀法：

高良姜汤千金方，厚朴当归桂生姜；

行气和营祛寒痛，心腹绞痛烦闷良。

（2）联想法：良将当赴新疆。

注：良将——高良姜，当——当归，赴——厚朴，新——桂心，疆——生姜。

【附记】

方名释：方剂命名法1。

（二）降气方

211. 旋覆代赭汤（《伤寒论》方）

功效：益气和胃，降逆化痰。

主治：胃气上逆证。

组成：旋覆花三两（9g），人参二两（6g），生姜五两（15g），代赭石一两（3g），炙甘草三两（9g），半夏洗半升（9g），大枣十二枚（5枚）擘。7味。

【记忆】

（1）歌诀法：

五两生姜夏半升，草旋三两噫堪凭；

人参二两赭石一，枣十二枚力始胜。

（2）联想法：三夏戴花人。

注：三——姜、草、枣，夏——半夏，戴——代赭石，花——旋覆花，人——人参。

【附记】

方名释：方剂命名法1。

212. **定喘汤**（《摄生众妙方》卷六方）

功效：清热宣肺，定喘化痰。

主治：哮喘证。

组成：白果去壳砸碎炒黄二十一枚（9g），麻黄、款冬花、桑白皮蜜炙、半夏各三钱（9g），苏子二钱（6g），炒黄芩、杏仁各一钱五分（5g），甘草一钱（3g）。9味。

【记忆】

（1）歌诀法：

定喘白果与麻黄，款冬半夏桑白裹；

杏苏黄芩兼甘草，外寒里热喘哮尝。

（2）联想法：黄花马吃草，拌酥果桑杏。

注：黄——黄芩，花——冬花，马——麻黄，草——甘草，拌——半夏，酥——苏子，果——白果，桑——桑白皮，杏——杏仁。

【附记】

方名释：方剂命名法4。

213. **苏子降气汤**（《太平惠民和剂局方》卷三方）

功效：降气平喘，温化痰湿。

主治：上盛下虚的痰喘证。

组成：半夏汤洗，苏子各二两半（75g），肉桂、当归各一两半（45g），前胡、厚朴姜汁炒，陈皮去白各一两（30g），炙甘草二两（60g）。为末，每服二钱（6g），加生姜二片，大枣一枚煎服。10味。

【记忆】

（1）歌诀法：

苏子降气橘半归，前胡桂朴草姜依；

下虚上盛痰嗽喘，或入沉香遏其危。

（2）联想法：陈夏普档了三钱酥肉。

注：陈——陈皮，夏——半夏，普——厚朴，档——当归，

三——姜、枣、草，钱——前胡，酥——苏子，肉——肉桂。

【附记】

（1）方名释：方剂命名法5。

（2）《杂病源流犀烛·脏腑门》卷一同名方：橘红、半夏、当归、前胡、厚朴各3g，炙甘草、沉香各1.5g，生姜三片，治气嗽肺痿。

214. 橘皮竹茹汤（《金匮要略》方）

功效：益气清热，降逆止呕。

主治：呃逆呕吐。

组成：橘皮二斤（9g），竹茹二升（9g），大枣三十枚（5枚），生姜半斤（6g），甘草五两（6g），人参一两（3g）。6味。

【记忆】

（1）歌诀法：

逆因虚热气虚乘，一参五草八姜胜；
枣枚三十二斤橘，生竹青皮刮二升。

（2）联想法：儒生大人吃甘橘。

注：儒——竹茹，生——生姜，大——大枣，人——人参，甘——甘草，橘——橘皮。

【附记】

（1）方名释：方剂命名法1。

（2）济生橘皮竹茹汤（《济生方》卷二方）：本方加茯苓、半夏、麦冬、枇杷叶各30g，治胃气上逆重证。

（3）《寿世保元》卷三同名方：本方加丁香2g，柿蒂4g。治胃虚膈热之呃逆。

（4）竹茹汤（《普济本事方》卷四方）：葛根、半夏、炙甘草各15g，竹茹6g，生姜三片，大枣一枚。功效：调气舒郁，降逆止吐。主治：胃热呕吐。

215. 四磨汤（《济生方》卷二方）

功效：扶正理气，降逆平喘。

主治：七情气逆，上气喘急之证。

组成：人参、槟榔、沉香、乌药各等分。4 味。

【记忆】

（1）歌诀法：

四磨汤治七情侵，气逆填胸喘急频；

乌药槟沉参等分，浓磨煎服效如神。

（9）联想法：无人喝香槟。

注：无——乌药，人——人参，香——沉香，槟——槟榔。

【附记】

（1）方名释：方剂命名法 8。

（2）《兰台轨范》卷一名四磨饮。

（3）本方去参加木香、枳壳各等分名：五磨饮子（《医方集解》方）。主治暴怒猝死，脾胃气滞甚者。

（4）五磨饮加大黄等分名：六磨饮子（《重订通俗伤寒论》方）：主治泻下。

216. **大半夏汤**（《金匮要略》方）

功效：补中降逆。

主治：虚寒反胃呕吐。

组成：半夏汤洗二升（15g），人参三两（9g），白蜜一升（15g）。3 味。

【记忆】

（1）歌诀法：

从来胃反责冲乘，半夏二升蜜一升；

三两人参涝水煮，纳冲养液有奇能。

（2）联想法：虾米仁。

注：虾——半夏，米——白蜜，仁——人参。

【附记】

（1）方名释：方剂命名法 1，同名方有五。

（2）小半夏汤（《金匮要略》方）：半夏 15g，生姜 30g。

功效：蠲饮降逆。主治：胃虚呕吐。

217. 丁香柿蒂汤（《症因脉治》卷二方）

功效：温中降逆，益气和胃。

主治：胃寒呃逆证。

组成：丁香4g，柿蒂6g，人参3g，生姜6g（原方未著用量）。4味。

【记忆】

（1）歌诀法：

丁香柿蒂与参姜，脾胃虚寒呃逆方；
济生仅用丁香蒂，或加竹橘用皆良。

（2）联想法：湘江市人。

注：湘——丁香，江——生姜，市——柿蒂，人——人参。

【附记】

（1）方名释：方剂命名法1。

（2）本方去人参、生姜名：柿蒂汤（《济生方》卷二方）。治胸满哕逆不止。

（3）本方去生姜名：柿钱散（《洁古家珍》方）。治胃气偏虚之呃逆。

（4）七气汤（《和剂局方》卷三方）：人参、炙甘草、肉桂各3g，半夏1.5g，生姜三片。功效：温通调气。主治：虚冷上逆，七情内结证。

十二、理　血　剂

（一）活血化瘀方

218. **桃核承气汤**（《伤寒论》方）

功效：破血下瘀。

主治：蓄血证。

组成：桃仁去皮光五十个（12g），大黄四两（12g），桂枝、炙甘草，芒硝各二两（6g）。5味。

【记忆】

（1）歌诀法：

五十桃仁四两黄，桂硝二两草同行；

膀胱热结如狂证，外解方攻用此汤。

（2）联想法：甘贵人陪肖将军。

注：甘——甘草，贵——桂枝，人——桃仁，肖——芒硝。

【附记】

（1）方名释：方剂命名法5，又名桃仁承气汤。

（2）桃仁承气汤同名方有三。

（3）下瘀血汤（《金匮要略》方）：大黄9g，桃仁9g，炒䗪虫9g。功效：攻逐血瘀。主治：产妇腹痛，经水不利者。

219. **温经汤**（《金匮要略》方）

功效：温经散寒，养血祛瘀。

主治：冲任虚寒，瘀血阻滞。

组成：吴萸三两（9g），当归、芍药、川芎、人参、桂枝、阿胶、牡丹皮、生姜、甘草各二两（6g），半夏半升（6g），麦冬一升（12g）。12味。

【记忆】

（1）歌诀法：

温经芎芍草归人，胶桂丹皮二两均；
半夏半升麦倍用，姜萸三两对君陈。

（2）联想法：吴阿桂人穷，牡丹江畔档卖草药。

注：吴——吴萸，阿——阿胶，桂——桂枝，人——人参，穷——川芎，牡丹——牡丹皮，江——生姜，畔——半夏，档——当归，卖——麦冬，草——甘草，药——芍药。

【附记】

方名释：方剂命名法4，又名大温经汤。同名方有三。

220. **失笑散**（《太平惠民和剂局方》卷九方）

功效：活血行瘀，散结止痛。

组成：五灵脂、蒲黄各等分。2味。

【记忆】

（1）歌诀法：

失笑五灵与蒲黄，心腹结痛效非常；
活血化瘀除恶露，产后痛晕急煎尝。

（2）联想法：五林铺。

注：五——五灵脂，铺——蒲黄。

【附记】

方名释：方剂命名法6，又名断弓弦散，同名方有三。

221. **大黄䗪虫丸**（《金匮要略》方）

功效：祛瘀通络生新。

主治：五劳虚极证。

组成：大黄蒸十分（300g），黄芩二两（60g），甘草三两（90g），桃仁、杏仁、虻虫、蛴螬各一升（120g），芍药四两（120g），干地黄十两（300g），干漆一两（30g），水蛭一百枚（60g），䗪虫半升（30g）。12味。

【记忆】

（1）歌诀法：

蛴蛭百枚䗪半升，桃杏虻虫一升止；
一两干漆十地黄，要用大黄十分已，
三甘四芍二黄芩，五劳虚证需用此。

（2）联想法：草地要黄，仁哲君忙掏干水槽。

注：草——甘草，地——干地黄，要——芍药，黄——黄芩，仁——杏仁，哲——䗪虫，君——大黄，忙——虻虫，掏——桃仁，干——干漆，水——水蛭，槽——蛴螬。

【附记】

方名释：方剂命名法1。

222. **生化汤**（《景岳全书·妇人规》卷六十一引钱氏方）

功效：活血化瘀，温经止痛。

主治：产后瘀血证。

组成：当归八钱（24g），川芎三钱（9g），桃仁去皮尖十粒（6g），炮姜五分（6g），炙甘草五分（6g），熟地黄三钱（9g），为末加大枣二枚煎服。6味。

【记忆】

（1）歌诀法：

产后多宜生化汤，腹留恶露痛难当；
炮姜归草桃芎地，童便还须和酒尝。

（2）类比法：桃红四物汤类方，基本方去白芍、红花，加姜草。

（3）联想法：穷鬼逃跑去草地。

注：穷——川芎，鬼——当归，逃——桃仁，跑——炮姜，草——甘草，地——熟地黄。

【附记】

方名释：方剂命名法5。本方以当归、川芎活血化瘀为主，使产后恶露，瘀去新生，故名生化汤，一方无地黄。

223. **桂枝茯苓丸**（《金匮要略》方）

功效：活血化瘀，缓消癥块。

主治：妇科瘀血证。

组成：桂枝、茯苓、丹皮、桃仁去皮尖，芍药各等分。5味。

【记忆】

（1）歌诀法：

痼未除恐害胎，胎安癥去悟新栽；

桂苓丹芍桃同等，气血阴阳本末该。

（2）联想法：牡丹富贵桃仁少。

注：牡丹——丹皮，富——茯苓，贵——桂枝，少——芍药。

【附记】

方名释：方剂名命法1。

224. **七厘散**（《良方集腋》卷下方）

功效：活血散瘀，定痛止血。

主治：外伤证。

组成：血竭一两（30g），麝香、冰片各一分二厘（0.4g），乳香、没药、红花各一钱五分（5g），朱砂一钱二分（4g），儿茶二钱四分（7.5g），为末。每服七厘（0.2g），酒冲或温水下。8味。

【记忆】

（1）歌诀法：

七厘散是伤科方，血竭红花冰麝香；

乳没儿茶朱砂研，酒调内服外用良。

（2）联想法：冰雪煮乳没花茶香。

注：冰——冰片，雪——血竭，煮——朱砂，乳——乳香，没——没药，花——红花，茶——儿茶，香——麝香。

【附记】

（1）方名释：方剂命名法12。

（2）黑神散（《太平惠民和剂局方》卷九方）：熟地、归尾、赤芍、蒲黄、桂心、干姜、甘草各12g，黑豆15g。功效：温养行瘀。主治：妇人产后恶露不尽，瘀血诸疾，眼黑口噤；沥血腰痛。

225. **血府逐瘀汤**（《医林改错》卷上方）

功效：活血祛瘀，行气止痛。

主治：胸中血瘀证。

组成：当归、生地黄、牛膝、红花各三钱（9g），桃仁四钱（12g），枳壳、赤芍各两钱（6g），柴胡、甘草各一钱（3g），桔梗、川芎各一钱半（5g）。11 味。

活血化瘀五方比较表

方名	相同点	不同点		
血府逐瘀汤	1. 五方均有桃仁、川芎及当归、生地、赤芍、红花等活血药组成 2. 五方均有活血祛瘀止痛作用 3. 五方均治血瘀所致的诸证	柴胡、枳壳、桔梗行气开胸，牛膝引血下行，甘草调和诸药	宣通胸胁气滞引血下行功效较好	胸中血瘀血气不畅之胸痛头痛，日久不愈，痛如针刺而有定处
通窍活血汤		麝香、生姜、老葱、黄酒开窍通阳，大枣调和诸药	活血通窍作用较强	瘀阻头面的头痛，昏晕耳聋年久，或头发脱落、酒齄鼻、白癜风、妇女干血痨
膈下逐瘀汤		香附、乌药、丹皮、五灵脂、元胡、枳壳疏肝行气止痛，甘草调和诸药	行气止痛作用大	瘀血结于膈下，两胁及腹部胀痛，有积块或小儿痞块，肚腹疼痛，痛处不移
少腹逐瘀汤		五灵脂、蒲黄、元胡、没药、小茴、官桂、干姜温通下焦，止痛	温经止痛作用较优	血瘀少腹之积块，月经不调，痛经
身痛逐瘀汤		秦艽，羌活、地龙、香附、没药、五灵脂、牛膝通络宣痹止痛，甘草调和诸药	宣痹通络作用较强	瘀血痹阻于经络，肢体痹痛，关节疼痛经久不愈

【记忆】

（1）歌诀法：

血府当归生地桃，红花甘草壳赤芍；
柴胡芎桔牛膝等，血化下行不作劳。

（2）联想法：耕牛吃柴草，只喝桃红四物汤。

注：耕——桔梗，牛——牛膝，柴——柴胡，草——甘草，只——枳壳，桃红四物汤略。

【附记】

（1）方名释：方剂命名法10。

（2）王清任活血化瘀五方比较表（见147页）。

226. ***复元活血汤***（《医学发明》卷三方）

功效：活血祛瘀，疏肝通络。

主治：跌打损伤，血瘀胁肋。

组成：柴胡五钱（15g），瓜蒌根、当归各三钱（9g），红花、甘草、穿山甲炮各两钱（6g），大黄酒浸一两（30g），桃仁酒浸去皮尖研如泥五十个（21g）。8味。

【记忆】

（1）歌诀法：

复元活血用柴归，瓜蒌桃红山甲煨；
甘草大黄须酒浸，跌打损伤瘀能推。

（2）联想法：将军有个柴草家档红桃楼。

注：柴——柴胡，草——甘草，家——穿山甲，档——当归，红——红花，桃——桃仁，楼——瓜蒌根。

【附记】

（1）方名释，方剂命名法4。

（2）桃仁散（《普济方》卷三百二十四方）：桃仁30g，诃子皮、白术、当归、赤芍、陈皮各3g，炒三棱、醋鳖甲各30g。功效：破血下瘀。主治：妇人癥痞，心腹胀满证。

（3）虎杖散（《证治准绳·幼科》集三方）：虎杖草不拘量，麝香（一方无）。功效：破血祛瘀。主治：精瘀癃闭。

227. **补阳还五汤**（《医林改错》卷下方）

功效：补气活血通络。

主治：半身不遂证。

组成：生黄芪 120g，归尾 6g，赤芍 5g，地龙、川芎、桃仁、红花各 3g。7 味。

【记忆】

（1）歌诀法：

补阳还五赤芍芎，归尾通经佐地龙；
四两黄芪为主药，血中瘀滞用桃红。

（2）类比法：桃红四物汤类方，基本方去生地加黄芪、地龙。

（3）联想法：红桃穷鬼骑赤龙。

注：红——红花，桃——桃仁，穷——川芎，鬼——当归，骑——黄芪，赤——赤芍，龙——地龙。

【附记】

方名释：方剂命名法 10。王清任认为中风“实因气亏致半身不遂”，有“元气亏五成，剩五成”说，故名。

228. **抵当汤**（《伤寒论》方）

功效：攻逐瘀血。

主治：蓄血发狂，或善妄，少腹硬满脉沉结者。

组成：水蛭炒，虻虫去翅足炒各三十个（9g），桃仁去皮尖二十个（6g），大黄酒洗三两（9g）。4 味。

【记忆】

（1）歌诀法：

大黄三两抵当汤，里指任冲不指胱；
虻蛭桃仁各三十，攻其血下定其狂。

（2）联想法；陶将军抵当虻虫。

注：陶——桃仁，抵当——水蛭别名。

【附记】

（1）方名释：方剂命名法 9，以主药水蛭别名“抵当”命名。

（2）通瘀煎（《景岳全书》新方八陈卷五十一方）：当归尾9g，山楂、香附、红花各6g，乌药3g，青皮5g，木香2g，泽泻5g。功效：活血行气。主治：妇人气滞血瘀，月经不畅等。

229. **过期饮**（《证治准绳·女科》卷一方）

功效：理气行血。

主治：血虚气滞，月经后期不行。

组成：当归、白芍、熟地、香附各二钱（6g），川芎一钱（3g），桃仁六分（2g），红花七分（2g），莪术、木通各五分（6g），肉桂、炙甘草各四分（2g）。11味。

【记忆】

（1）歌诀法：

准绳女科过期饮，桃红四物方同类；
莪术桂通香附草，血虚气滞后期行。

（2）类比法：桃红四物汤类方：基本方加莪术、肉桂、木通、香附、炙甘草。

（3）联想法：桃红四物同猪肉炒香。

注：桃红四物汤略，同——木通，猪——莪术，肉——肉桂，炒——甘草，香——香附。

【附记】

方名释：方剂命名法10。

230. **牛膝散**（《济阴纲目》卷一方）

功效：活血行瘀。

主治：月经不利，小腹疼痛，气攻胸膈。

组成：牛膝酒洗一两（30g），桂心、赤芍、桃仁去皮尖、当归酒浸、炒延胡索、广木香、丹皮各七钱半（15g）。8味。

【记忆】

（1）歌诀法：

济阴纲目牛膝散，桂芍牛归桃牡丹；
广木香和延胡索，活血行瘀下领先。

（2）联想法：牛桂香索要牡丹桃归。

注：牛——牛膝，桂——桂心，香——广木香，索——延胡索，要——赤芍，牡丹——丹皮，桃——桃仁，归——当归。

【附记】

（1）方名释：方剂命名法1。

（2）《证治准绳·女科》卷五同名方：牛膝、川芎、朴硝、蒲黄各22g，桂心15g，当归45g为末，每服12g加生姜3片，生地黄15g。治妊娠五六月堕胎，胞衣不下者。

231. **佛手散**（《普济本事方》卷十方）。

功效：补血化瘀。

主治：失血之昏晕欲倒，及伤胎腹痛，难产胞衣不下者。

组成：当归、川芎各等分。2味。

【记忆】

（1）歌诀法：

普济本事佛手散，药用当归川芎全；
行瘀兼有补血功，失血难产胞不下。

（2）联想法：穷鬼佛手散。

注：穷——川芎，鬼——当归。

【附记】

（1）方名释：方剂命名法6，又名神妙佛手散、活血散、芎归汤、芎劳汤。

（2）脱花煎（《景岳全书·新方八阵》卷五十一方）：本方加牛膝6g，肉桂9g，车前子5g。功效：行血祛瘀下胎。主治：催生或下死胎。

（3）琥珀散（《太平圣惠方》卷七十方）：琥珀、白术、桃仁、当归各3g，炙鳖甲、柴胡各30g，延胡索、红花子、牡丹皮、木香、桂心各15g，赤芍2g。功效：活血行瘀止痛。主治：妇人血风劳气，脐腹疼痛，月经不调，渐羸瘦者。

（4）延胡索散（《校注妇人良方》卷二十方）：延胡索、桂心各15g，当归30g。功效：活血行瘀。主治：产后恶血凝滞，脐下作痛，或作寒热。

232. **丹参饮**（《时方歌括》卷下方）

功效：行气化瘀。

主治：脘腹疼痛，胸痹。

组成：丹参一两（30g），檀香、砂仁各一钱（3g），3 味。

【记忆】

（1）歌诀法：

丹参饮治人腹痛，砂仁丹参与檀香；
血瘀气滞共相结，气顺瘀散保安康。

（2）联想法：檀香人丹丹参饮。

注：人——砂仁。

【附记】

方名释：方剂命名法 1。

（二）止血方

233. **四生丸**（《校注妇人良方》卷七方）

功效：凉血止血。

主治：吐血衄血证。

组成：生荷叶、生艾叶、生柏叶、生地黄各等分。4 味。

【记忆】

（1）歌诀法：

四生丸用叶三般，艾柏鲜荷生地餐；
热燔血分成吐衄，血随火降一时还。

（2）联想法：四生丸何伯爱弟。

注：何——生荷叶，伯——生柏叶，爱——生艾叶，弟——生地黄。

【附记】

方名释：方剂命名法 8。十灰散同。同名方有四。

234. **十灰散**（《十药神书》方）

功效：清降收敛，凉血止血。

主治：因热所致出血证。

组成：大蓟、小蓟、荷叶、侧柏叶、白茅根、茜草根、大黄、山栀子、棕榈皮、牡丹皮各等分。10 味。

【记忆】

（1）歌诀法：

十灰散用十般灰，丹柏茅榈茜荷煨；

二蓟栀黄各炒黑，诸血妄行遏其危。

（2）联想法：大鸡蛋黄和小鸡毛总值百元钱。

注：大鸡——大蓟，蛋——丹皮，黄——大黄，和——荷叶，小鸡——小蓟，毛——茅根，总——棕榈，值——山栀，百——柏叶，钱——茜草根。

235. **槐花散**（《普济本事方》卷五方）

功效：清肠止血，疏风行气。

主治：肠风下血证。

组成：炒槐花、侧柏叶杵焙、荆芥穗、枳壳麸炒各等分。4 味。

【记忆】

（1）歌诀法：

槐花散用治肠风，侧柏芥穗枳壳从；

等分为末米饮下，清肠止血有奇功。

（2）联想法：百花戒指。

注：百——柏叶，花——槐花，戒——荆芥，指——枳壳。

【附记】

（1）方名释：方剂命名法 1。236 ~ 238 方同，同名方有三。

（2）白及散《症因脉治》卷二方：白及、飞曲各等分为末。功效：凉血止血。主治：脉络损伤，喘咳吐血。

236. 黄土汤（《金匮要略》方）

功效：温阳健脾，养血止血。

主治：虚寒性出血证。

组成：甘草、干地黄、白术、附子炮、阿胶、黄芩各三两（9g），灶心黄土半斤（60g）。7味。

【记忆】

（1）歌诀法：

远血先便血续来，半斤黄土莫徘徊；
术胶附地芩甘草，三两同行血证该。

（2）联想法：黄子琴白浇草地。

注：黄——灶心黄土，子——附子，琴——黄芩，白——白术，浇——阿胶，草——甘草，地——干地黄。

237. 槐角丸（《太平惠民和剂局方》卷八方）

功效：清肠凉血，疏风利气。

主治：大肠湿热，痔瘘肿痛大便下血。

组成：炒槐角一斤（500g），防风、地榆、当归酒浸一宿焙、枳壳麸炒、黄芩各半斤（250g）。为末，酒糊为丸，梧桐子大，每服三十丸。6味。

【记忆】

（1）歌诀法：

和剂局方槐角丸，地榆槐角枳壳搭；
当归黄芩加防风，清肠凉血痔瘘选。

（2）联想法：榆槐树可挡黄风。

注：榆——地榆，槐——槐角，可——枳壳，挡——当归，黄——黄芩，风——防风。

【附记】

《寿世保元》卷四同名方：槐角子30g，枳壳、黄芩、地榆、荆芥、黄连、侧柏叶各15g，黄柏、防风、当归尾各12g，治肠风下血。

238. **胶艾汤**（《金匮要略》方）

功效：补血调经，止漏安胎。

主治：崩漏不止，月经过多，胎动不安，产后下血，淋漓不断。

组成：川芎、阿胶、甘草各二两（6g），艾叶、当归各三两（9g），芍药四两（12g），干地黄六两（18g）。7 味。

【记忆】

（1）歌诀法：

妊娠腹满阻胎胞，二两芎䓖草与胶；

归艾各三芍四两，地黄六两去枝梢。

（2）类比法：四物汤类方，基本方加阿胶、艾叶、甘草。

（3）联想法：穷鬼爱浇草药地。

注：穷——川芎，鬼——当归，爱——艾叶，浇——阿胶，草——甘草，药——芍药，地——干地黄。

【附记】

（1）又名：芎归胶艾汤，胶艾四物汤。

（2）一方多干姜。

（3）震灵丹（《世医得效》卷五方）：乳香、没药，五灵脂各 60g，朱砂 30g，禹余粮、紫石英、代赭石、赤石脂各 60g。功效：止血消瘀。主治：男子真元衰惫，五劳七伤，妇人血气不足，崩漏虚损等。

239. **清经散**（《傅青主女科》卷上方）

功效：凉血止血。

主治：月经先期，肾中水火两旺者。

组成：丹皮 9g，地骨皮 15g，白芍 9g，熟地 9g，青蒿 6g，白茯苓 3g，黄柏 2g。7 味。

【记忆】

（1）歌诀法：

傅青女科清经散，黄柏茯苓青蒿丹；

熟地白芍地骨皮，月经先期凉血煎。

（2）联想法：黄陵古地少清单。

注：黄——黄柏，陵——白茯苓，古——地骨皮，地——熟地，少——白芍，清——青蒿，单——丹皮。

【附记】

（1）方名释：方剂命名法4。

（2）顺经汤（《傅青主女科》卷下方）：熟地、当归各15g，白芍6g，丹皮15g，白茯苓、沙参、黑荆芥穗各9g。功效：滋阴凉血。主治：经前一至二日，忽然腹痛吐血。

240. 小蓟饮子（《重订严氏济生方·小便门》方）

功效：凉血止血，利水通淋。

主治：下焦结热，血淋证。

组成：生地黄四两（120g），小蓟根、滑石、木通、炒蒲黄、淡竹叶、藕节、当归酒浸、山栀子、炙甘草各半两（15g）。为末，每服四钱（12g），煎服。10味。

【记忆】

（1）歌诀法：

小蓟饮子滑蒲黄，藕节山栀生地当；
竹叶木通和甘草，血淋热结下焦殃。

（2）联想法：黄山牧童六一节煮当地小鸡吃。

注：黄——蒲黄，山——山栀，牧童——木通，六一散（滑石、甘草），节——藕节，煮——竹叶，当——当归，地——生地，小鸡——小蓟。

【附记】

（1）方名释：方剂名命法1。

（2）咳血方（《丹溪心法》卷二方）：青黛、瓜蒌仁、诃子、海粉、栀子各等分。清热化痰，止咳止血。

十三、补 益 剂

（一）补气方

241. **四君子汤**（《太平惠民和剂局方》卷三方）

功效：补气养心，健脾养胃。

主治：营卫气虚，心腹胀满，肠鸣泄泻。

组成：人参去节、白术、茯苓去皮、甘草炙各等分。4 味。

【记忆】

（1）歌诀法：

甘温健脾四君汤，补气调中最妙方；
药用参术苓甘草，食少便溏此方良。

（2）联想法：四君人服猪肝。

注：人——人参，服——茯苓，猪——术，肝——甘草。

【附记】

（1）方名释：方剂命名法 8。本方四味药性平和，有补气助阳的功效，取古语“君子致中和”之义得名，补气祖剂。

（2）本方加半夏、陈皮各 3g 名：六君子汤（《校注妇人良方》卷二十四方）。治脾胃不健，胸膈不利者。

（3）本方加扁豆、黄芪各等分名：六神散（《证治准绳·幼科》卷五方）。治心经热，小便涩，五淋脐下满痛。

（4）本方加陈皮等分名：异功散（《小儿药证直诀》卷下方）。治胃脘饱闷吐泻者。

（5）本方加藿香 15g，木香 6g，葛根 15g 名：钱氏七味白术散（《小儿药证直诀》卷下方）。培土抑木，补气健脾。

（6）本方加朱砂 2g，钩藤 6g 名：益脾镇惊散（《医宗金鉴·幼科心法要诀》卷五十二方）。扶脾息风。

（7）本方加黄芪 15g，白芍 12g，何首乌 15g 名：回浆散（《证治准绳·幼科》集五方）。治小儿科痘疮不收浆结痂。

（8）六君子汤加木香、砂仁各2g名：香砂六君子汤（《张氏医通》卷十六方）。治气虚痰饮，呕吐痞闷者。

242. 参苓白术散（《太平惠民和剂局方》卷三方）

功效：补气健脾，和胃渗湿。

主治：脾胃气虚而夹湿之证。

组成：白扁豆姜汁浸去皮微炒一斤半（750g），人参去芦、白术、白茯苓、甘草炒、山药各二斤（1000g），莲子肉、桔梗炒令深黄色、苡仁、陈皮、砂仁各一斤（500g）。为末，每服二钱（6g），枣汤调下。12味。

【记忆】

（1）歌诀法：

参苓白术扁豆陈，山药甘莲砂苡仁；
桔梗上浮兼保肺，枣汤调服益脾神。

（2）联想法：早晨，杜连山双人接四君子。

注：早——大枣，晨——陈皮，杜——白扁豆，连——莲子肉，山——山药，双人——苡仁、砂仁，接——桔梗，四君子汤（略）。

【附记】

（1）方名释：方剂命名法1。

（2）《症因脉治》同名方无莲子肉、砂仁、白扁豆。

（3）资生丸（《兰台轨范》卷一方）：即参苓白术散加藿香30g，黄连12g，芡实、山楂各45g，麦芽、神曲各60g，白豆蔻24g。功效：补气健脾，和胃消食。主治：脾虚呕吐或胎滑不固。

243. 补中益气汤（《脾胃论》卷中方）

功效：调补脾胃，升阳益气。

主治：脾胃气虚，气虚下陷等证。

组成：黄芪（热甚者一钱）、炙甘草各五分（5g），人参去芦、白术各三分（3g），当归身二分（2g），橘皮、升麻、柴胡各二至三分（2~3g）。8 味。

【记忆】

（1）歌诀法：

补中益气芪术陈，升柴参草当归身；
气虚下陷功偏擅，亦治阳虚外感因。

（2）类比法：六君子汤类方、基本方去茯苓、半夏，加黄芪、升麻、柴胡、当归。

（3）联想法：白皮肤人，才敢骑马归。

注：白——白术，皮——橘皮，人——人参，才——柴胡，敢——甘草，骑——黄芪，马——升麻，归——当归。

【附记】

1. 方名释：方剂命名法 4，生脉散同。

2. 升阳益胃汤（《脾胃论》卷上方）：本方去升麻、当归，加半夏 30g，茯苓、泽泻各 9g，羌活、独活、防风、白芍各 15g，黄连 6g，生姜五片，大枣二枚。功效：益气升阳。主治：脾胃虚弱证。

244. **生脉散**（《内外伤辨惑论》卷中方）

功效：益气敛汗，养阴生津。

主治：暑热伤气，气津两伤，久咳肺虚者。

组成：人参五钱（15g），麦冬、五味子各三钱（9g）。3 味。

【记忆】

（1）歌诀法：

生脉散中麦味参，汗多伤气复伤阴；
神疲气短脉虚软，益气生津法可斟。

（2）联想法：卖五味的人。

注：卖——麦冬，人——人参。

【附记】

又名人参生脉散、生脉饮。

245. **人参蛤蚧散**（《卫生宝鉴》卷十二方）

功效：补气益精，定喘。

主治：病气喘，咯唾脓血，满面生疮，遍身黄肿。

组成：蛤蚧河水浸五夜，逐日换水洗去腥，酥炙黄色一对，杏仁去皮尖炒、甘草炙各五两（150g），茯苓去皮、知母、贝母、桑白皮、人参各二两（60g）。为末，每服3g，茶水冲服。8味。

【记忆】

（1）歌诀法：

人参蛤蚧散杏仁，贝母知母草茯苓；
桑皮化痰定喘服，日吞三次自安宁。

（2）联想法：老夫人不幸，二母皆丧。

注：老——甘草，夫——茯苓，人——人参，幸——杏仁，二母——知母、贝母，皆——蛤蚧，丧——桑白皮。

【附记】

（1）方名释：方剂命名法1。

（2）独参汤（《十药神书》方）：野山参一两（30g）。为末，加枣五枚煎服，大补元气。

246. 缓肝理脾汤（《医宗金鉴·幼科心法要诀》卷五十一方）

功效：缓肝理脾，温养中焦。

主治：小儿慢惊，脉来迟缓，脾虚肝旺者。

组成：桂枝12g，人参6g，茯苓15g，白术土炒10g，白芍炒12g，陈皮10g，山药炒12g，白扁豆炒15g，炙甘草6g，煨姜3g，大枣五枚（原方未著量）。11味。

【记忆】

（1）歌诀法：

金鉴缓肝理脾汤，山药扁豆人参姜；
陈枣桂芍苓术草，脾虚肝旺脉缓良。

（2）联想法：陈四君要变桂枝汤。

注：陈——陈皮，四君子汤（略），要——山药，变——白扁豆，桂枝汤（略）。

【附记】方名释：方剂命名法4。

247. **五痿汤**（《医学心悟》卷三方）

功效：补养心脾。

主治：五脏痿证。

组成：人参、白术、茯苓各一钱（3g），甘草炙四分（2g），当归一钱五分（5g），薏仁三钱（9g），麦冬二钱（6g），黄柏炒、知母各五分（2g）。9 味。

【记忆】

（1）歌诀法：

医学心悟五痿汤，参苓术草归母襄；
麦冬黄柏薏苡仁，补益心脾天地长。

（2）联想法：四君子母意归东北。

注：四君子汤（略），母——知母，意——薏苡仁，归——当归，东——麦冬，北——黄柏。

【附记】

方名释：方剂命名法 10。

248. **菖蒲丸**（《闫氏小儿方论》方）

功效：益气养心。

主治：小儿心气不足，五六岁不能言语者。

组成：人参五钱（15g），菖蒲、丹参各二钱（6g），麦冬、天冬各一两（30g），赤石脂三钱（9g）。6 味。

【记忆】

（1）歌诀法：

益气养心菖蒲丸，天冬麦冬人参丹；
赤石脂合药六味，主治小儿虚不言。

（2）联想法：人丹厂址有两栋。

注；人——人参，丹——丹参，厂——菖蒲，址——赤石脂，两栋——天冬、麦冬。

【附记】

方名释：方剂命名法 1。

249. 通乳丹（《傅青主女科》卷下方）

功效：补气血，通乳汁。

主治：产后气血两虚，乳汁不下。

组成：人参、生黄芪各一两（30g），当归酒洗二两（60g），麦冬五钱（15g），木通、桔梗各三分（3g），七孔猪蹄两个煎服。7 味。

【记忆】

（1）歌诀法：

傅青女科通乳丹，参芪木通桔梗添；
猪蹄当归麦门冬，气血双补乳不断。

（2）联想法：卖猪人骑木舟归。

注：卖——麦冬，猪——猪蹄，人——人参，骑——黄芪，木——木通，舟——桔梗，归——当归。

【附记】

方名释：方剂命名法 4。

250. 益气聪明汤（《证治准绳·类方》第七册方）

功效：益气升阳明目。

主治：中气不足，目内生翳，耳聋耳鸣者。

组成：黄芪、人参各一钱二分半（5g），葛根三钱（9g），蔓荆子一钱半（5g），白芍、黄柏酒炒各一钱（3g），升麻七钱半（23g），炙甘草五分（2g）。8 味。

【记忆】

（1）歌诀法：

益气聪明汤蔓荆，升葛参芪黄柏并；
再加芍药炙甘草，耳聋目障服之清。

（2）联想法：岐伯曰：人少割草慢嘛！

注：岐——黄芪，伯——黄柏，人——人参，少——白芍，割——葛根，草——甘草，慢——蔓荆子，嘛——升麻。

【附记】

（1）方名释：方剂命名法 10。

（2）白凤膏（《十药神书》方）：黑嘴白鸭一只，大枣15g，人参、茯苓、苍术、厚朴、陈皮、甘草各等分。功效：补脾健胃。主治：病火虚惫，咳嗽吐痰，咯血发热。

251. **固脬丸**（《奇效良方》卷三十六方）

功效：温经固脬。

主治：小便不禁。

组成：桑螵蛸炙焦，附子炮去皮脐各半两（15g），制菟丝二两（60g），茴香一两（30g），戎盐一分。为末，酒煮面糊为丸。4味。

【记忆】

（1）歌诀法：

奇效良方固脬丸，菟丝茴香附子安；

温经固脬桑螵蛸，小便不禁能缩泉。

（2）联想法：桑菟回乡富。

注：桑——桑螵蛸，菟——菟丝子，回乡——茴香，富——附子。

【附记】

方名释：方剂命名法4，252～253方名同。

252. **固本止崩汤**（《傅青主女科》卷上方）

功效：补气摄血。

主治：血崩昏晕属虚火者。

组成：人参、黄芪各三钱（9g），白术土炒、熟地酒蒸各一两（30g），当归酒洗五钱（15g），炮姜二钱（6g）。6味。

【记忆】

（1）歌诀法：

傅山固本止崩汤，人参黄芪熟地黄；

白术炮姜与当归，补气摄血体自康。

（2）联想法：黄白江是当地人。

注：黄——黄芪，白——白术，江——炮姜，当——归，地——

熟地，人——人参。

253. **大补元煎**（《景岳全书·新方八阵》卷五十一方）

功效：补元益气养血。

主治：气血大败，精神失守之证。

组成：人参一至二两（10g），炒山药、杜仲各二钱（6g），山茱萸一钱（3g），熟地二钱至三两（30g），当归、枸杞子各二至三钱（6～9g），炙甘草一至二钱（3～6g）。8味。

【记忆】

（1）歌诀法：

大补元煎补气方，人参山药归地黄；
山芋杜仲枸杞草，精神失守气血伤。

（2）联想法：当地人斗，要炒狗肉。

注：当——当归，地——熟地，人——人参，斗——杜仲，要——山药，炒——甘草，狗——枸杞子，肉——山芋肉。

（二）补血方

254. **四物汤**（《太平惠民和剂局方》卷九方）

功效：补血调经。

主治：营血虚滞。

组成：熟地酒蒸、白芍、当归酒浸微炒、川芎各等分。4味。

【记忆】

（1）歌诀法：

四物地芍与归芎，血虚百病此方宗；
妇人经病凭加减，临证之时在变通。

（2）联想法：穷鬼地少。

注：穷——川芎，鬼——当归，地——熟地，少——芍药。

【附记】

（1）方名释：方剂命名法8。补血祖剂。

（2）《外台秘要》卷三十六引《小品方》同名方：桔梗、紫菀各3g，麦冬7g，炙甘草1g。治初生儿吐乳呕逆。

（3）本方加桃仁、红花各等分名：桃红四物汤《医宗金鉴·妇科心法要诀》卷十五方。养血行血。

（4）本方加人参6g，黄芪10g名：圣愈汤《兰室秘藏·疮疡门》方。补气摄血。

（5）本方加四君子汤名：八珍汤（《正体类要》卷下方）。双补气血。

（6）八珍汤加黄芪、肉桂名：十全大补汤（《和剂局方》卷五方）。补养气血，温阳固气。

（7）八珍汤去茯苓、甘草，加陈皮、升麻各3g名：举胎四物汤（《医宗金鉴·妇科心法要诀》卷四十六方）。养血补气升陷。

（8）八珍汤加益母草名：八珍益母丸（《景岳全书·妇人规古方》卷六十一方）。补血调经。

255. 当归补血汤（《兰室秘藏·杂病门》方）

功效：补气生血。

主治：劳倦内伤。

组成：黄芪一两（30g），当归酒洗二钱（6g）。2味。

【记忆】

（1）歌诀法：

当归补血主黄芪，血虚身热用颇奇；
黄芪当归十比二，补气生血复何疑。

（2）联想法：五旗归一。

注：五旗——五分黄芪，归——当归一分。

【附记】

（1）方名释：方剂命名法5。

（2）《审视瑶函》卷二同名方：生地、天冬各12g，川芎、牛膝、白芍、炙甘草、白术、防风各15g，熟地黄、当归各18g。治男子尿血、便血、女子崩漏。

256. 归脾汤（《校注妇人良方》卷二十四方）

功效：健脾养心，益气补血。

主治：心脾两虚，脾虚不摄血者。

组成：人参、炒黄芪、炒白术、茯苓、炒酸枣仁、远志、龙眼肉、当归各一钱（3g），炙甘草、木香各五分（2g），加生姜三片，大枣四枚，煎服。12味。

【记忆】

（1）歌诀法：

归脾汤用参术芪，归草茯神远志宜；
酸枣木香龙眼肉，煎加姜枣益心脾。

（2）联想法：三人骑神龙，早归白远乡。

注：三——姜、枣、草，人——人参，骑——黄芪，神——茯神，龙——龙眼肉，早——酸枣仁，归——当归，白——白术，远——远志，乡——木香。

【附记】

方名释：方剂命名法4。

257. **泰山磐石散**（《景岳全书·妇人规方》方）

功效：补气血，固胎元。

主治：妇人妊娠后气血双虚，胎动不安证。

组成：人参、黄芪、当归、川续断、黄芩各一钱（3g），白术二钱（6g），熟地、白芍、川芎各八分（3g），炙甘草、砂仁各五分（2g），糯米一撮（15g）。12味。

【记忆】

（1）歌诀法：

泰山磐石八珍芪，去苓加砂芩断米；
气血两虚胎屡坠，服此胎元稳自喜。

（2）类比法：八珍汤类方，基本方去茯苓加黄芪、川断、黄芩、砂仁、糯米。

（3）联想法：四物岐黄人，断米时敢杀猪吃。

注：四物汤（略），岐——黄芪，黄——黄芩，人——人参，断——川断，米——糯米，敢——甘草，杀——砂仁，猪——白术。

【附记】

方名释：方剂命名法6。

258. **人参养荣汤**（《太平惠民和剂局方》卷五方）

功效：补气血，益脾肺，养心营。

主治：积劳虚损诸证。

组成：人参、煨白术、炙甘草、陈皮、当归、黄芪、肉桂各一两（30g），五味子、熟地、茯苓各七钱半（24g），白芍三两（90g），远志炒去心半两（15g）。为末，每服四钱（12g），加生姜三片，大枣二枚煎服。14味。

【记忆】

（1）歌诀法：

人参养荣即十全，除却川芎五味联；
陈皮远志加姜枣，补益脾肺心营安。

（2）类比法：十全大补汤类方、基本方去川芎，加五味子、陈皮、远志、大枣、生姜。

（3）联想法：陈少五三原人，黄帝陵猪肉贵。

注：陈——陈皮，少——白芍，五——五味子，三——姜、枣、草，原——远志，人——人参，黄——黄芪，帝——熟地，陵——茯苓，猪——白术，肉——肉桂，贵——当归。

【附记】

（1）方名释：方剂命法5，又名养荣汤、养营汤。

（2）养心汤（《校注妇人良方》卷三方）：黄芩、茯苓、茯神、当归、半夏曲、人参、柏子仁、枣仁、肉桂、五味子各9g，炙甘草12g，姜三片，枣四枚。功效：补血安神。主治：心血虚，惊悸，怔忡或盗汗无寐，发热烦躁证。

259. **五福饮**（《景岳全书·新方八阵》卷五十一方）

功效：补气益血。

主治：五脏气血亏损。

组成：熟地适量（30g），当归二至三钱（9g），人参适量

(10g)，白术炒一钱半（5g），炙甘草一钱（3g）或加生姜三至五片（6g）。5味。

【记忆】

（1）歌诀法：

景岳全书五福饮，熟地当归加人参；
莫忘白术炙甘草，五脏气血亏损斟。

（2）联想法：当地人煮草。

注：当——当归，地——熟地，人——人参，煮——白术，草——甘草。

【附记】

（1）方名释：方剂命名法8。

（2）胎元饮（《景岳全书·新方八阵》卷五十一方）：当归6g，熟地9g，芍药6g，人参6g，白术5g，陈皮2g，炙甘草3g，杜仲6g。功效：补气益血。主治：妇人冲任失守，胎元不固等。

（3）小营煎（《景岳全书·新方八阵》卷五十一方）：熟地9g，当归、白芍、枸杞、山药各6g，炙甘草3g。功效：补益营血，主治：血少阴亏证。

260. 炙甘草汤（《伤寒论》方）

功效：滋阴养血，安心神。

主治：气血虚少之脉结代，心动悸及虚劳肺痿者。

组成：炙甘草四两（12g），麦冬、火麻仁各半升（15g），大枣三十枚（4枚），生姜、桂枝各三两（9g），人参、阿胶烊化各二两（6g），生地一斤（50g）。9味。

【记忆】

（1）歌诀法：

结代脉需四两甘，枣枚三十桂姜三；
半升麻麦一斤地，二两参胶酒水函。

（2）联想法：双生阿人贵卖大麻草。

注：双生——生地、生姜，阿——阿胶，人——人参，贵——

桂枝，卖——麦冬，大——大枣，麻——麻仁，草——甘草。

【附记】

（1）方名释：方剂命名法1，又名复脉汤。

（2）当归生姜羊肉汤（《金匮要略》方）：当归9g，生姜15g，羊肉500g。功效：温中补血。主治：寒疝，腹中痛或妇人产后腹中痛，及虚劳不足者。

（三）补阴方

261. **六味地黄丸**（《小儿药证直诀》卷下方）

功效：滋阴补肾。

主治：肾阴不足。

组成：熟地黄八两（240g），山茱萸、山药各四两（120g），茯苓去皮、丹皮、泽泻各三两（90g）。6味。

【记忆】

（1）歌诀法：

六味地黄益肾肝，茱薯丹泽地苓餐；
更加知柏成八味，阴虚火旺治何难。

（2）联想法：白牡丹摘于黄山。

注：白——白茯苓，摘——泽泻，于——山茱萸，黄——熟地黄，山——干山药。

【附记】

（1）方名释：方剂命名法8，补阴基本方。

（2）本方加知母、黄柏各90g名：知柏地黄丸（《症因脉治》卷一方）。治阴虚火旺证。

（3）本方加枸杞子、菊花各120g名：杞菊地黄丸（《医级·杂病类方》类八方）。滋肾明目。

（4）本方加五味子60g名：都气丸（《医宗己任编》方）。治肾虚，气喘。

（5）本方加麦冬、五味子各60g名：麦味地黄丸（《寿世保原》卷四方）。滋阴敛肺。

（6）本方加牛膝24g，鹿茸15g名：补肾地黄丸（《医宗金鉴·幼科心法要诀》卷五十五方）。补肾益髓。

262. **左归饮**（《景岳全书·新方八阵》卷五十一方）

功效：补益肾阴。

主治：真阴不足。

组成：熟地二钱至二两（6～60g），山药、枸杞各二钱（6g），茯苓一钱半（5g），山茱萸一至二钱（6g），畏酸少用，炙甘草一钱（3g）。6 味。

【记忆】

（1）歌诀法：

左归地萸药苓从，杞草齐成壮水功；
若要为丸除苓草，更加龟鹿二胶从，
菟丝牛膝均采用，精血能充效无穷；
虚火上炎阴失守，去除鹿胶益门冬。

（2）类比法：六味地黄汤类方，基本方去泽泻、丹皮，加枸杞、甘草。

（3）联想法：甘地夫人要鱼钩。

注：甘——甘草，地——熟地，夫——茯苓，要——山药，鱼——山茱萸，钩——枸杞。

【附记】

（1）方名释：方剂命名法 9。

（2）左归丸：熟地 240g，山药、山萸肉、枸杞子、菟丝子、鹿胶、龟胶各 120g，川牛膝 90g。主治真阴肾水不足。

263. **二至丸**（《医方集解》方）

功效：滋养肝肾。

主治：肝肾不足，头目昏花，须发早白等证。

组成：女贞子、旱莲草各等分。2 味。

【记忆】

（1）歌诀法：

医方集解二至丸，女贞子和墨旱莲；

头目昏花须发白，常服滋养少年还。

（2）联想法：旱莲女贞人。

【附记】

（1）方名释：方剂命名法14。女贞子以冬至日采集最佳，旱莲草以夏至日采集最佳，所以叫二至丸。

（2）一方加桑椹为丸。

（3）《世医得效方》卷三同名方：鹿角、麋角各60g，炮附子、桂心、补骨脂、杜仲、鹿茸各30g。治老人肾虚腰痛。

（4）扶桑丸（《医方集解》引胡僧方）：嫩桑叶、黑芝麻各等分。功效：滋养肝肾，除风润燥。主治：体羸弱，久咳眼花，肌肤甲错，风湿麻痹证。

264. 通关丸（《兰室秘藏·小便淋闭门》方）

功效：降火滋阴。

主治：热蕴膀胱，尿闭不通，小腹胀满，尿道涩痛。

组成：黄柏酒洗、知母酒洗各一两（30g），肉桂五分（2g）。为末，泛水为丸。3味。

【记忆】

（1）歌诀法：

兰室秘藏通关丸，黄柏知母肉桂研；
降火滋阴下焦利，热蕴膀胱腹胀满。

（2）联想法：知柏肉通关。

注：知——知母，柏——黄柏，肉——肉桂。

【附记】

（1）方名释：方剂命名法4，大补阴丸方名同。又名滋肾丸，滋肾通关丸。

265. 大补阴丸（《丹溪心法》卷三方）

功效：滋阴降火。

主治：阴虚火旺，骨蒸潮热。

组成：黄柏炒、知母酒浸炒各四两（120g），熟地酒蒸、龟板酥炙各六两（180g）。4 味。

【记忆】

（1）歌诀法：

大补阴丸是妙方，虚久劳热用之良；
地黄知柏滋兼降，龟板沉潜制秃阳。

（2）联想法：知柏地板好。

注：知——知母，柏——黄柏，地——熟地，板——龟板。

【附记】

（1）又名大补丸。

（2）两地汤（《傅青主女科》卷上方）：生地酒炒、地骨皮、玄参各 30g，麦冬、白芍酒炒各 15g，地骨皮、阿胶各 9g。功效：养阴清热固经。主治：肾脏火旺水亏而致的月经先期量少者。

266. 补肺阿胶汤（《小儿药证直诀》卷下方）

功效：养阴补肺，宁嗽止血。

主治：肺经阴虚火盛证。

组成：阿胶麸炒一两五分（32g），马兜铃五钱（15g），牛蒡子炒、甘草炙各二钱五分（8g），杏仁去皮尖炒七个（6g），糯米炒一两（30g）。6 味。

【记忆】

（1）歌诀法：

补肺阿胶马兜铃，鼠粘甘草杏糯停；
肺虚火盛人当服，顺气生津嗽哽宁。

（2）联想法：米杏炒焦喂牛马。

注：米——糯米，杏——杏仁，草——甘草，焦——阿胶，牛——牛蒡子，马——马铃。

【附记】

（1）方名释：方剂命名法 5，又名补肺阿胶散，补肺散，阿胶散。

（2）龟鹿二仙胶（《兰台轨范》卷一方）：败龟板 500g，

枸杞子300g，人参150g，鹿角1000g。功效：大补精髓，益气养神。主治：肾气虚弱，腰背酸痛，遗精目眩。

267. **虎潜丸**（《丹淡心法》卷三方）

功效：滋阴降火，强壮筋骨。

主治：肝肾不足，筋骨痿软。

组成：黄柏酒炒半斤（250g），龟板酒炙四两（120g），知母酒炒、熟地、陈皮、白芍各二两（60g），锁阳一两半（45g），虎骨一两（30g），干姜半两（15g）。一方加金箔一片；一方用生地黄。9味。

【记忆】

（1）歌诀法：

虎潜脚痿是神方，虎胫膝陈地锁阳；
龟板姜归知柏芍，再加羊肉捣丸尝。

（2）联想法：蒋伯母索要虎皮地板。

注：蒋——干姜，伯——黄柏，母——知母，索——锁阳，要——白芍，虎——虎骨，皮——陈皮，地——熟地，板——龟板。

【附记】

（1）方名释：方剂命名法6。盖方用药，行而不滞，各遂其功，壮盛筋骨，力如猛虎，道经云："虎向水中生"以斯为潜之义焉，故命之曰虎潜丸。又名：健步虎潜丸。

（2）《医宗必读》同名方多当归、牛膝。

（3）月华丸（《医学心悟》卷三方）：天冬、麦冬、生地、熟地、山药、百部、沙参、川贝母、阿胶各30g，茯苓、獭肝、三七各15g，白菊花、霜桑叶各60g。功效：养阴润肺杀虫。主治：阴虚咳嗽，劳瘵久嗽。

268. **一贯煎**（《续名医类案》卷十八魏之琇方）

功效：滋阴疏肝。

主治：肝肾阴虚，肝气不舒。

组成：北沙参、麦冬、当归各三钱（9g），生地六钱至一两五钱（30g），枸杞子三钱至六钱（12g），川楝子一钱半（5g）。6味。

【记忆】

（1）歌诀法：

一贯煎中用地黄，沙参杞子麦冬襄；
当归川楝合为剂，肝肾阴虚服此康。

（2）联想法：沙地枸杞当廉卖。

注：沙——沙参，地——生地，当——当归，廉——川楝子，卖——麦冬。

【附记】

（1）方剂命名法6。魏之琇立方，借喻统治胁痛一切肝病，疗效尤甚，一贯煎之故名。

（2）七宝美髯丹（《医方集解》引邵应节方）：何首乌1000g，茯苓、牛膝、当归、枸杞子、菟丝子各250g，补骨脂120g。功效：滋肾水补肝血。主治：肝肾不足，须发早白，齿牙动摇，梦遗滑精等证。

（3）调肝散（《傅青主女科》卷上方）：山药15g，当归、白芍、阿胶、山茱萸各9g，巴戟天、甘草各3g。功效：调肝补血，养阴固经。主治：行经后少腹痛者。

269. 固阴煎（《景岳全书·新方八阵》卷五十一方）

功效：补肾固阴。

主治：阴虚滑泄，带浊淋遗，经水不固等证。

组成：人参适量（10g），熟地三至五钱（15g），炒山药二钱（6g），山茱萸一钱半（5g），炒远志七分（3g），五味子十四粒（6g），菟丝子炒香二至三钱（9g），炙甘草一至二钱（6g）。8味。

【记忆】

（1）歌诀法：

景岳全书固阴煎，参地山药菟丝甘；
山萸远志五味子，阴虚滑泄带浊盼。

（2）联想法：任远志炒熟鱼丝有药味。

注：任——人参，炒——甘草，熟——熟地，鱼——山萸，丝——菟丝子，药——山药，味——五味子。

【附记】

方名释：方剂命名法9，此方以补益固涩之手段故名之。

270. **保阴煎**（《景岳全书·新方八阵》卷五十一方）

功效：养阴清热。

主治：阴虚内热，带下淋浊，血崩先期脉滑者。

组成：生地、熟地、白芍各二钱（6g），山药、川续断、黄芩、黄柏各一钱五分（5g），甘草一钱（3g）。8味。

【记忆】

（1）歌诀法：

保阴煎用二地黄，山药白芍续断襄；
黄芩黄柏甘草和，养阴清热血崩详。

（2）联想法：秦伯二弟烧山断草。

注：秦——黄芩，伯——黄柏，二弟——生地、熟地，烧——白芍，山——山药，断——续川断，草——甘草。

【附记】

方名释：方剂命名法9，此方以清凉为手段，保阴为目的，故名。

（四）补阳方

271. **肾气丸**（《金匮要略》方）

功效：温补肾阳。

主治：肾阳不足。

组成：熟地八两（240g），山药、山茱萸各四两（120g），泽泻、茯苓、丹皮各三两（90g），桂枝、附子炮各一两（30g）为末，蜜丸酒下。8味。

【记忆】

（1）歌诀法：

温经暖肾整胞宫，丹泽苓三地八融；
四两萸薯桂附一，端教系正肾元充。

（2）类比法：六味地黄汤类方，基本方加附子、桂枝。

（3）联想法：灵丹富贵摘于黄山。

注：灵——茯苓，丹——丹皮，富——附子，贵——桂枝，摘——泽泻，于——山茱萸，黄——熟地黄，山——山药。

【附记】

（1）方名释：方剂命名法4。此方用桂附意不在补火，而在微微生火，即生肾气也，故名。

（2）又名金匮肾气丸、八味肾气丸、八味丸、附子八味丸、桂附八味丸、崔氏八味丸、八味地黄丸、桂附地黄丸。

（3）原方中的桂枝，后世多用肉桂。

（4）本方加鹿茸30g，五味子60g名：十补丸（《济生方》卷一方）。温补肾阳，固益精气。

（5）本方加牛膝15g，车前子30g名：济生肾气丸（《济生方》卷四方）。治肾虚水肿，小便不利。

272. **右归饮**（《景岳全书·新方八阵》卷五十一方）

功效：峻补肾阳。

主治：命门火衰，肾阳不足。

组成：熟地二钱至二两（6~60g），山茱萸一钱（3g），枸杞子、炒山药、杜仲姜制各二钱（6g），炙甘草、肉桂一至二钱（6g），制附子一至三钱（9g）。8味。

【记忆】

（1）歌诀法：

右归桂附兼山药，杞子地黄甘草炙；
杜仲山萸煎汤饮，益火之源不可缺。

（2）类比法：肾气丸类方，基本方去丹皮、泽泻、茯苓、加枸杞、杜仲、甘草。

（3）联想法：甘地要购豆腐鱼肉。

注：甘——甘草，地——熟地，要——山药，购——钩

藤，豆——杜仲，腐——附子，鱼——山茱萸，肉——肉桂。

【附记】

（1）方名释：方剂命名法9。

（2）右归丸：上方去甘草加鹿胶、菟丝子各120g，当归90g。主治肾阳不足，命门火衰。

（3）《类证治裁》卷二同名方：人参6g，白术10g，山药、枸杞子各12g，杜仲10g，山茱萸15g，炙甘草6g，炮姜、附子、肉桂各9g，熟地黄15g。治病后肾虚呃逆。

（4）安肾丸（《杂病源流犀烛·脏腑门》卷七方）：胡芦巴、补骨脂、川楝子、小茴香、川续断各45g，桃仁、杏仁、茯苓、山药各30g。功效：散寒化湿，健肾固腰。主治：肾阳虚衰，阴囊湿冷。

（5）青娥丸（《太平惠民和剂局方》卷五方）：杜仲480g，补骨脂240g，核桃肉60g，蒜头120g。功效：温肾暖腰。主治：肾亏腰痛。

（6）内补丸（《女科切要》卷二方）：鹿茸、菟丝子、沙蒺藜、白蒺藜、紫菀茸各120g，黄芪300g，肉桂、桑螵硝、肉苁蓉、制附子各60g，茯神90g。功效：固肾培元，温阳益气。主治：妇人阳虚白淫。

273. **拯阳理劳汤**（《医宗必读》卷六方）

功效：扶阳益气。

主治：劳伤气耗，倦怠懒言等。

组成：人参、黄芪酒炒各二钱（6g），白术土炒、陈皮去白各一钱（3g），肉桂去皮七分（2g），当归酒炒一钱五分（5g），五味子四分（2g），甘草酒炒五分（2g），加生姜三片，大枣二枚。10味。

【记忆】

（1）歌诀法：

拯阳理劳汤芪草，人参白术陈皮枣；
当归五味肉桂姜，劳伤气耗倦怠了。

（2）联想法：三档猪肉有陈味气人。

注：三——姜、枣、草，档——当归，猪——白术，肉——肉桂，陈——陈皮，味——五味子，气——黄芪，人——人参。

【附记】

方名释：方剂命名法10。

274. 毓麟珠（《景岳全书·新方八陈》卷五十一方）

功效：温肾气，补冲任。

主治：妇人气血俱虚，经脉不调，饮食不甘，瘦弱不孕者。

组成：人参、白术土炒、茯苓、川椒、芍药酒炒、杜仲酒炒、鹿角霜各二两（60g），熟地蒸捣、当归、菟丝子制各四两（120g），川芎、炙甘草各一两（30g）。为末，蜜丸。12味。

【记忆】

（1）歌诀法：

景岳全书毓麟珠，归芍地芎茯苓术；
椒杜鹿角菟甘草，妇人不孕冲任补。

（2）类比法：八珍汤类方、基本方加杜仲、菟丝子、川椒、鹿角霜。

（3）联想法：川中兔鹿拌八珍。

注：川——川椒，中——杜仲，兔——菟丝子，鹿——鹿角霜、八珍汤（略）。

【附记】

（1）方名释：方剂命名法6，又名毓麟丸。

（2）温胞饮（《傅青主女科》卷上方）：人参、杜仲、山药、菟丝子、芡实各9g，肉桂、补骨脂各6g，制附子1g，白术、巴戟天各30g。功效：温阳固肾，培土化湿。主治：妇人下部寒冷不孕。

（3）艾附暖宫丸（《仁斋直指方论》卷二十六方）：香附180g，当归、艾叶各90g，川续断45g，吴茱萸、川芎、白芍、黄芪各60g，生地30g，官桂15g。功效：温寒补虚。主治：妇人子宫虚冷，带下白淫，婚久不孕。

275. **可保立苏汤**（《医林改错》卷下方）

功效：温阳补益。

主治：病久气虚，四肢抽搐，口流涎沫，不省人事。

组成：党参、酸枣仁炒各二钱（6g），黄芪一两五钱（45g），甘草、白术、当归、白芍、枸杞子各二钱（6g），胡桃一个，山茱萸、补骨脂各一钱（3g）。11 味。

【记忆】

（1）歌诀法：

温阳可保立苏汤，参术枣草故纸黄；

归芍萸肉枸杞桃，补益气虚抽搐良。

（2）联想法：补身药，当找干黄桃煮狗肉。

注：补——补骨脂，身——党参，药——白芍药，当——当归，找——酸枣仁，干——甘草，黄——黄芪，桃——胡桃，煮——白术，狗——枸杞子，肉——山萸肉。

【附记】

方名释：方剂命名法 6。

（五）双补方

276. **扶元散**（《医宗金鉴·幼科心法要诀》卷五十五方）

功效：补气补血，养心健脾。

主治：小儿五软证。

组成：人参 6g，白术土炒 10g，茯苓 15g，茯神 10g，黄芪蜜炙 15g，熟地炒 15g，山药 15g，炙甘草 6g，白芍 10g，当归 6g，川芎 6g，菖蒲 6g，生姜 3 片，大枣二枚（原方未著量）。14 味。

【记忆】

（1）歌诀法：

金鉴五软扶元散，药用八珍黄芪山；

茯神姜枣石菖蒲，补益气血心脾健。

（2）类比法：八珍汤类方。基本方加黄芪、茯神、山药、石菖蒲、生姜、大枣。

（3）联想法：三石山八珍神奇。

注：三——姜、枣、草，石——菖蒲，山——山药，八珍汤（略），神——茯神，奇——黄芪。

【附记】

方名释：方剂命名法4。

277. **劫劳散**（《医学入门》卷七方）

功效：滋阴和阳，益气补肺。

主治：心肾俱虚，劳嗽无痰，夜热盗汗等证。

组成：白芍一钱（3g），黄芪、甘草、当归、人参、半夏、五味子、茯苓、阿胶、熟地各四分（2g），加姜、枣煎服。12味。

【记忆】

（1）歌诀法：

医学入门劫劳散，芍甘归芪五味半；
参苓姜枣阿胶地，滋阴和阳治盗汗。

（2）联想法：黄陵少五帝，吓人阿三鬼。

注：黄——黄芪，陵——茯苓，少——白芍，五——五味子，帝——熟地，吓——半夏，人——人参，阿——阿胶，三——姜、枣、草，鬼——当归。

【附记】

（1）方名释：方剂命名法10。

（2）《和剂局方》卷二同名方：地骨皮75g，前胡、荆芥各80g，香附、苍术、甘草各108g，麻黄、白芷各15g，川芎70g，桔梗210g，当归220g，肉桂40g，石膏27g，陈皮40g，天仙藤75g。治五劳七伤，四时伤寒等。

（3）滋荣活络汤（《傅青主女科·产后篇》卷上方）：川芎5g，当归、熟地、人参各6g，黄芪、茯神、天麻各3g，炙甘草、陈皮、荆芥、防风、羌活各1g，黄连2g。功效：补气益血祛风。主治：产后血虚，口噤，项强，抽搐。

十四、消　导　剂

（一）消食导滞方

278. **保和丸**（《丹溪心法》卷三方）

功效：消积健脾，清热利湿。

主治：食积停滞，瘀食疟痢。

组成：山楂六两（180g），神曲二两（60g），半夏、茯苓各三两（90g），陈皮、连翘、莱菔子各一两（30g）。7味。

【记忆】

（1）歌诀法：

保和六曲与山楂，陈夏苓翘菔子加；

消积和胃兼利湿，方中亦可用麦芽。

（2）联想法：陈富巧下令装山神。

注：陈——陈皮，富——莱菔子，巧——连翘，下——半夏，令——茯苓，山——山楂，神——神曲。

【附记】

（1）方名释：方剂命名法6。食停中脘，积滞未甚，药用平和之品，足以消而化之故名。一方有麦芽。同名方有三。

（2）本方加白术60g名：大安丸（《丹溪心法》卷五方）。治脾虚食滞。

（3）木香大安丸（《证治准绳·幼科》集八方）：木香6g，黄连、陈皮、白术各9g，枳实、山楂、神曲、麦芽、连翘、莱菔子、砂仁各5g。功效：消食健脾清热。主治：小儿食滞，头温腹热等证。

279. **香连化滞丸**（《妇科玉尺》卷二方）

功效：清热燥湿，理气化滞。

主治：温热壅滞，腹痛泄泻，下痢赤白，里急后重。

组成：青皮、陈皮、厚朴、枳实、黄芩、黄连、甘草、当归、白芍、滑石、槟榔、木香各等量为末，水泛为丸（原方未著量）。12味。

【记忆】

（1）歌诀法：

香连化滞用槟榔，芩连归芍厚木香；
滑石枳草青陈皮，湿热腹痛下痢良。

（2）联想法：秦香连拾草药朴实，清晨盼郎归。

注：秦——黄芩，香——木香，连——黄连，拾——滑石，草——甘草，药——白芍药，朴——厚朴，实——枳实，清——青皮，晨——陈皮，郎——槟榔，归——当归。

【附记】

（1）方名释：方剂命名法5。

（2）八仙糕（《外科正宗》卷一方）：茯苓、莲肉、山药、芡实、人参各180g，粳米30g，糯米粉70g，白糖霜1000g，蜂蜜500g。功效：补脾益胃运滞。主治：痈疽，脾胃虚弱者。

280. **和中丸**（《兰室秘藏·饮食劳倦门》方）

功效：疏中消食健胃。

主治：胃虚食少。

组成：人参、干姜、陈皮各一钱（3g），木瓜二钱（6g），炙甘草三钱（9g）。5味。

【记忆】

（1）歌诀法：

兰室秘藏和中丸，人参干姜陈皮甘；
疏中消食健脾胃，药共五味加木瓜。

（2）联想法：匠人炒瓜皮。

注：匠——干姜，人——人参，炒——甘草，瓜——木瓜，皮——陈皮。

【附记】

（1）方名释；方剂命名法9，健脾丸方名同，同名方有四。

（2）启脾散（《成方便读》卷四方）：人参、白术、莲肉各90g，山楂炭、五谷虫炭各60g，陈皮、砂仁各30g。功效：补脾益胃，消食理气。主治：小儿因病致虚，食少形羸或禀赋素亏，脾胃薄弱者。

281. 健脾丸（《证治准绳·类方》第五册方）

功效：补脾益胃，理气消滞。

主治：脾胃虚弱，食积内停。

组成：炒白术二两半（75g），木香、黄连酒炒、甘草各七钱半（23g），茯苓二两（60g），人参一两半（45g），神曲炒、陈皮、砂仁、炒麦芽、山楂、煨肉豆蔻、山药各一两（30g）。为末，蒸饼为丸。13味。

【记忆】

（1）歌诀法：

证治准绳健脾丸，香连四君汤三仙；
山药陈砂肉豆蔻，脾胃虚弱食积先。

（2）联想法：陈香莲杀山寇保四君三仙。

注：陈——陈皮，香——木香，连——黄连，杀——砂仁，山——山药，寇——肉豆蔻，四君汤（略），三仙——山楂、神曲、麦芽。

【附记】

又名：人参健脾丸。

282. 葛花解酲汤（《脾胃论》卷下方）

功效：分消酒湿，温中健脾。

主治：饮酒太过，呕吐痰逆，心神烦乱者。

组成：木香五分（2g），人参、猪苓、茯苓、橘皮各一钱五分（5g），白术、干姜、炒神曲、泽泻各二钱（6g），青皮三钱（9g），砂仁、白蔻仁、葛花各五钱（15g）。13味。

【记忆】

（1）歌诀法：

葛花解酲香砂仁，二苓参术蔻青陈；
神曲干姜兼泽泻，温中利湿酒伤珍。

（2）联想法：二铃乡匠人，清晨杀猪叩谢花神。

注：二铃——猪苓、茯苓，乡——木香，匠——干姜，人——人参，清——青皮，晨——陈皮，杀——砂仁，猪——白术，叩——蔻仁，谢——泽泻，花——葛花，神——神曲。

【附记】

方名释：方剂命名法5。

283. **消乳汤**（《医学衷中参西录》方）

功效：消乳化积。

主治：乳痈初起，疮疡肿痛。

组成：知母八钱（24g），连翘、丹参、乳香、没药各四钱（12g），银花三钱（9g），瓜蒌五钱（15g），穿山甲炒二钱（6g），8味。

【记忆】

（1）歌诀法：

消乳汤用知母翘，银花丹参乳没药；
续加瓜蒌穿山甲，乳痈初起服之了。

（2）联想法：银翘楼单身乳母没家。

注：银——银花，翘——连翘，楼——瓜蒌，单身——丹参，乳——乳香，母——知母，没——没药，家——穿山甲。

【附记】

方名释：方剂命名法4。

284. **枳术丸**（《内外伤辨惑论》卷下引张洁古方）

功效：疏中健脾。

主治：脘腹痞满，不思饮食等。

组成：枳实麸炒一两（30g），白术二两（60g），荷叶裹炒饭为丸。3味。

【记忆】

（1）歌诀法：

枳术丸是消补方，荷叶烧饭作丸良；
加入麦芽与六曲，消食化滞效尤强。

（2）联想法：何支书。

注：何——荷叶，支——枳实，书——白术。

【附记】

（1）方名释：方剂命名法1。

（2）本方加神曲、麦芽各30g名：曲麦枳术丸（《奇效良方》卷四十三方）。治心腹胀满。

（3）本方加半夏、陈皮各30g名：橘半枳术丸（《医学入门》卷七方）。治脾虚停痰。

（4）本方加砂仁、木香各15g名：香砂枳术丸（《景岳全书·古方八阵》卷五十四方）。治气滞胀满。

285. 枳实导滞丸（《内外伤辨惑论》卷下方）

功效：消积导滞，清利湿热。

主治：肠胃积滞，湿热内郁。

组成：大黄一两（30g），枳实麸炒、神曲炒各五钱（15g），茯苓、黄芩、黄连、白术各三钱（9g），泽泻二钱（6g）。8味。

【记忆】

（1）歌诀法：

枳实导滞首大黄，芩连白术茯苓藏；
六曲泽泻为丸服，消积清热利湿强。

（2）联想法：神将军指令秦连卸猪。

注：神——神曲，指——枳实，令——茯苓，秦——黄芩，连——黄连，卸——泽泻，猪——白术。

【附记】

（1）方名释：方剂命名法5。

（2）本方加木香、槟榔各6g名：木香导滞丸（《松崖医经》方）。治伤湿热之物，不得消化，痞满闷乱不安者。

（3）木香槟榔丸（《儒门事亲》卷十二方）：木香、槟榔、青皮、陈皮、莪术、黄连各30g，黄柏、大黄各90g，牵牛子、香附各120g。功效：行气导滞，攻积泄热。主治：积滞内停证。

（二）消痞化积方

286. **枳实消痞丸**（《兰室秘藏·胃脘痛门》方）

功效：消痞满，健脾胃。

主治：脾虚痞满。

组成：干姜一钱（3g），炙甘草、麦芽曲、白茯苓、白术土炒各二钱（6g），半夏曲、人参各三钱（9g），厚朴四钱（12g），枳实炙、黄连姜汁炒各五钱（15g）。10味。

【记忆】

（1）歌诀法：

枳实消痞四君先，麦芽夏曲朴姜连；

脾虚气滞兼食积，消中有补两无偏。

（2）联想法：黄四君的食谱——姜拌麦芽。

注：黄——黄连，四君子汤（略），食——枳实，谱——厚朴，姜——干姜，拌——半夏。

【附记】

（1）方名释：方剂命名法5，又名失笑丸。

（2）消疳散（《审视瑶函》卷四方）：使君子、雷丸各等分。功效：导滞杀虫。主治：疳积，眼生翳膜遮睛。

（3）硝石矾石散（《金匮要略》方）：硝石、矾石各等分。主治：女劳疸，膀胱急，少腹满，身尽黄（胆石症）。

（4）鳖甲煎丸（《金匮要略》方）：鳖甲110g，乌扇（射干）、黄芩、鼠妇（地虱）、干姜、大黄、紫葳、桂枝、阿胶珠、石韦、厚朴各30g，丹皮、芍药、䗪虫各50g，柴胡、蜣螂各60g，葶苈子、半夏、人参各10g，蜂窠40g，赤硝12g，桃仁、瞿麦各20g。功效：消癥化积。主治：疟母。

十五、固 涩 剂

（一）敛汗固表方

287. **牡蛎散**（《太平惠民和剂局方》卷八方）

功效：敛汗固表。

主治：体虚汗出。

组成：麻黄根、煅牡蛎、黄芪各一两（30g）。为末，每服三钱（9g），加浮小麦百余粒（15g）煎服。4味。

【记忆】

（1）歌诀法：

牡蛎散内用黄芪，浮麦麻黄根最宜；
自汗阳虚或盗汗，固表敛汗此方施。

（2）联想法：骑马卖牡蛎。

注：骑——黄芪，马——麻黄根，卖——浮小麦。

【附记】

（1）方名释：方剂命名法1。

（2）《世医得效方》卷十四同名方：牡蛎、川芎、熟地、茯苓、龙骨各30g，续断、当归、艾叶、人参、五味子、地榆各15g，甘草1g，生姜3片，大枣一枚。治产后恶露淋漓不绝，胸闷短气诸证。

288. **当归六黄汤**（《兰室秘藏·自汗门》方）

功效：滋阴清热，固表止汗。

主治：阴虚有火，盗汗发热。

组成：当归、生地黄、熟地黄、黄连、黄柏、黄芩各等分，黄芪加一倍为末，每服五钱（15g）。7味。

【记忆】

（1）歌诀法：

止汗当归六黄汤，芪柏芩连二地黄；
固表滋阴又泻火，麻黄根加效更强。

（2）联想法：秦柏连二弟归齐。

注：秦——黄芩，柏——黄柏，连——黄连，二弟——生地黄、熟地黄，归——当归，齐——黄芪。

【附记】

方名释：方剂命名法8。

289. **玉屏风散**（《丹溪心法》卷三方）

功效：益气固表止汗。

主治：表虚自汗，虚人易感风邪者。

组成：黄芪、防风各一两（30g），白术二两（60g）。为末，每服三钱（9g），加生姜三片（6g）煎服。3味。

【记忆】

（1）歌诀法：

玉屏风散术芪防，脾虚胃弱汗多尝；
芪能固卫防疏表，药虽相畏效益彰。

（2）联想法：煮黄蜂。

注：煮——白术，黄——黄芪，蜂——防风。

【附记】

方名释：方剂命名法6。

（二）敛肺止咳方

290. **九仙散**（《卫生宝鉴》卷十二引王子昭方）

功效：益气敛肺止咳。

主治：肺虚久咳。

组成：人参、款冬花、桔梗、桑白皮、五味子、阿胶、乌梅各一两（30g），贝母半两（15g），罂粟壳去顶蜜炙黄八两（240g）。为末，每服三钱（9g）。9味。

【记忆】

（1）歌诀法：

九仙散用乌梅参，桔梗桑皮贝母呈；

粟壳阿胶冬五味，敛肺止咳气能增。

(2) 联想法：阿梅丧母，五人借樱花。

注：阿——阿胶，梅——乌梅，丧——桑白皮，母——贝母，五——五味子，人——人参，借——桔梗，樱——罂粟壳，花——款冬花。

【附记】

方名释：方剂命名法8，同名方有三。

291. **五味子汤**（《证治准绳·女科》卷五方）

功效：敛肺止咳，益气生津。

主治：产后喘促，脉伏而厥。

组成：人参、炒五味子、杏仁各二钱（6g），橘红、麦冬去心各一钱（3g），加生姜三片（6g），大枣二枚。7味。

【记忆】

(1) 歌诀法：

五味子汤准绳方，杏仁橘红大枣姜；

人参麦冬五味子，敛肺止咳益气康。

(2) 类比法：生脉散类方、基本方加杏仁、橘红、姜、枣。

(3) 联想法：早晨五人将卖杏。

注：早——大枣，晨——橘红（陈皮），五——五味子，人——人参，将——姜，卖——麦冬，杏——杏仁。

【附记】

(1) 方名释：方剂命名法1，同名方有八。

(2)《杂病源流犀烛》亦有本方，但多白术，治胃虚而不止，抬肩撷肚。

（三）涩肠固脱方

292. **真人养脏汤**（《太平惠民和剂局方》卷六方）

功效：温中补虚，涩肠止泻。

主治：脾肾虚寒，泻痢日久。

组成：白芍一两六钱（48g），当归、人参、白术各六钱（18g），肉豆蔻面裹煨半两（15g），肉桂、炙甘草各八钱（24g），木香一两四钱（42g），诃子肉一两二钱（36g），罂粟壳三两六钱（108g）。为末，每服二大钱（9g），水煎服。10味。

【记忆】

（1）歌诀法：

真人养脏诃粟壳，肉蔻当归桂木香；
术芍参甘为脱剂，脱肛久痢早煎尝。

（2）联想法：甘肃扣猪肉香，当心要克人。

注：甘——炙甘草，肃——罂粟壳，扣——肉豆蔻，猪——白术，肉——肉桂，香——木香，当——当归，要——白芍，克——诃子肉，人——人参。

【附记】

方名释：方剂命名法6，又名纯阳真人养脏汤、养脏汤。

293. **桃花汤**（《伤寒论》方）

功效：温中涩肠止泻。

主治：少阴病，下利便脓血者。

组成：赤石脂一斤（500g），其中半量为末冲服，干姜一两（30g），粳米一升（30g）。3味。

【记忆】

（1）歌诀法：

一升粳米一斤脂，脂半磨研法亦斤；
一两干姜同煮服，少阴脓血是良规。

（2）联想法：吃江米。

注：吃——赤石脂，江——干姜，米——粳米。

【附记】

方名释：方剂命名法16。

294. **四神丸**（《校注妇人良方》卷八方）

功效：温肾暖脾，固肠止泻。

主治：脾肾虚寒，五更泄泻，腹痛肢冷者。

组成：炒补骨脂、吴茱萸各四两（120g），肉豆蔻、五味子各二两（60g）。为末，生姜四两（120g），红枣四十九枚水煮，取枣肉和药为丸。6味。

【记忆】

（1）歌诀法：

温肾暖脾四神丸，故纸吴萸肉蔻煎；
生姜大枣五味子，五更泄泻除虚寒。

（2）联想法：鱼肉有股姜枣味。

注：鱼——吴茱萸，肉——肉豆蔻，股——补骨脂，姜——生姜，枣——大枣，味——五味子。

【附记】

方名释：方剂命名法6，本方以四味药治肾脾皆虚之五更泄泻有良效故名。同名方有四。

295. **地榆散**（《传信适用方》卷二方）

功效：固摄养营，清热燥湿。

主治：五色痢，里急后重，痛不可忍者。

组成：炒地榆二两（60g），罂粟壳蜜炒四两（120g），陈皮、藿香、苍术米泔浸三日炒、炙甘草、黄连各一两（30g）。为末，每服二钱（6g）。7味。

【记忆】

（1）歌诀法：

传信适用地榆散，藿香陈皮苍术甘；
炒地榆和罂粟壳，里急后重痢不干。

（2）联想法：陈英煮的黄鱼干香。

注：陈——陈皮，英——罂粟壳，煮——苍术，黄——黄连，鱼——炒地榆，干——炙甘草，香——藿香。

【附记】

（1）方名释：方剂命名法1，同名方有三。

（2）益黄散（《小儿药证直诀》卷下方）：陈皮30g，青皮15g，丁香6g，炮诃子、炙甘草各15g。功效：调气和脾，温中止泻。主治：小儿脾胃虚弱，腹痛泻痢，不思饮食等证。

（四）涩精止泻方

296. **金锁固精丸**（《医方集解》方）

功效：固肾涩精。

主治：肾关不固，遗精滑泄。

组成：沙苑蒺藜炒、芡实蒸、莲须各二两（60g），龙骨酥炙、牡蛎煅各一两（30g）。5味。

【记忆】

（1）歌诀法：

金锁固精欠莲须，龙骨牡蛎痢疾需；
莲粉糊丸盐汤下，能止无梦夜滑遗。

（2）联想法：实需记农历。

注：实——芡实，需——莲须，记——沙苑蒺藜，农——龙骨，历——牡蛎。

【附记】

方名释：方剂命名法6。

297. **桑螵蛸散**（《本草衍义》卷十七方）

功效：调补心肾，固精止遗。

主治：心肾两虚之小便频数，或遗尿、遗精。

组成：桑螵蛸、远志、菖蒲、龙骨、人参、茯神、当归、龟板醋炙各一两（30g）。为末，每服二钱（6g）。8味。

【记忆】

（1）歌诀法：

桑螵蛸散治尿数，参苓龟壳同龙骨；
菖蒲远志及当归，补肾宁心健忘除。

（2）联想法：桑梓人，在神农架开当铺。

注：桑——桑螵蛸，梓——远志，人——人参，神——茯神，农——龙骨，架——龟板甲，当——当归，铺——石菖蒲。

【附记】

（1）方名释：方剂命名法1。

（2）水陆二仙丹（《洪氏集验方》卷三方）：芡实、金樱子各等分。功效：补肾涩精。主治：肾亏男子遗精，女子带下。

298. **缩泉丸**（《校注妇人良方》卷八方）

功效：温肾祛寒，缩小便。

主治：下元虚冷，小便频数或小儿遗尿。

组成：乌药、益智仁各等分为末，山药粉糊丸。3味。

【记忆】

（1）歌诀法：

妇人良方缩泉丸，乌药益智山药全；
下元虚冷小便数，温肾祛寒缩小便。

（2）联想法：巫山缩泉益智人。

注：巫——乌药，山——山药，益智人——益智仁。

【附记】

方名释：方剂命名法6。

（五）固崩止带方

299. **固冲汤**（《医学衷中参西录》方）

功效：益气健脾，固冲摄血。

主治：妇人血崩及月经过多。

组成：炒白术一两（30g），生黄芪六钱（18g），龙骨煅、牡蛎、煅山萸肉各八钱（24g），生杭芍、乌贼骨各四钱（12g），茜草五钱（15g），棕榈炭二钱（6g），五倍子轧细、药汁送服五分（2g）。10味。

【记忆】

（1）歌诀法：

固冲汤用白术芪，龙牡芍萸茜草宜；
倍子海蛸棕固涩，崩中漏下总能医。

（2）联想法：五中炒菜，有乌猪鲤鱼黄白龙。

注：五——五倍子，中——棕榈炭，炒——茜草，乌——乌贼骨，猪——白术，鲤——牡蛎，鱼——山萸，黄——黄芪，白——白芍，龙——龙骨。

【附记】

方名释：方剂命名法4。

300. **完带汤**（《傅青主女科》卷上方）

功效：补中健脾，化湿止带。

主治：白带。

组成：白术土炒，山药炒各一两（30g），人参二钱（6g），白术炒五钱（15g），车前子酒炒、苍术制各三钱（9g），甘草一钱（3g），陈皮、黑芥穗各五分（2g），柴胡六分（2g）。10味。

【记忆】

（1）歌诀法：

完带汤中二术陈，参甘白芍与前仁；
柴胡黑荆怀山药，湿滞脾虚带下珍。

（2）联想法：陈二珠，借人一车柴草烧山药。

注：陈——陈皮，二珠——白术、苍术，借——黑芥穗，人——人参，车——车前子，柴——柴胡，草——甘草，烧——白芍。

【附记】

方名释：方剂命名方9。

301. **易黄汤**（《傅青主女科》卷上方）

功效：健脾除湿，清热止带。

主治：脾虚湿热带下。

组成：炒山药、炒芡实各一两（30g），黄柏盐水炒、车前子酒炒各一钱（3g），白果十枚。5味。

【记忆】

（1）歌诀法：

傅青女科易黄汤，山药芡实黄柏襄；
白果仁和车前子，清热止带除湿良。

（2）联想法：黄山有十车白果。

注：黄——黄柏，山——山药，十——黄实，车——车前子。

【附记】

方名释：方剂命名法20。

302. **固经丸**（《医学入门》卷七方）

功效：滋阴清热，止血固经。

主治：赤白带下，量多色紫。

组成：黄芩、白芍、龟板各一两（30g），椿根白皮七钱（21g），黄柏三钱（9g），香附两钱半（8g）。为末，酒糊为丸。6味。

【记忆】

（1）歌诀法：

固经丸用龟板君，黄柏椿皮香附芩；

更加芍药糊丸服，漏下崩中可安宁。

（2）联想法：秦伯要春香跪板凳。

注：秦——黄芩，伯——黄柏，要——白芍，春——椿根，香——香附，跪板——龟板。

【附记】：

方名释：方剂命名法4。

十六、安　神　剂

（一）重镇安神方

303. **朱砂安神丸**（《内外伤辨惑论》卷中方）

功效：镇心安神，养血泻火。

主治：心火亢盛证。

组成：黄连酒洗六钱（18g），朱砂另研水为衣五钱（15g），生地一钱五分（5g），当归二钱五分（8g），甘草五钱五分（17g）。5味。

【记忆】

（1）歌诀法：

朱砂安神不寻常，归草朱连生地黄；
烦乱怔忡时不寐，镇心安神病自康。

（2）联想法：老朱当皇帝。

注：老——甘草，朱——朱砂，当——当归，皇——黄连，帝——生地。

【附记】

（1）方名释：方剂命名法5，又名安神丸，黄连安神丸。

（2）《兰室秘藏·杂病门》同名方：朱砂12g，黄连15g，甘草9g。主治同上。

304. **磁朱丸**（《备急千金要方》卷六方）

功效：重镇安神，潜阳明目。

主治：心悸失眠，目昏耳聋。

组成：磁石二两（60g），朱砂一两（30g），神曲四两（120g）。3味。

【记忆】

（1）歌诀法：

磁朱丸能和阴阳，六曲能使谷气昌；
心悸失眠耳聋效，还治目昏癫痫狂。

（2）联想法：磁珠神了。

注：磁——磁石，珠——朱砂，神——神曲。

【附记】

（1）方名释：方剂命名法1，珍珠丸名同。又名神曲丸，千金磁朱丸。

（2）生铁落饮（《医学心悟》卷四方）：天冬、麦冬、贝母各9g，胆星、橘红、远志、石菖蒲、连翘、茯苓、茯神各3g，元参、钩藤、丹参各5g，朱砂1g，生铁落适量。功效：镇心除痰，安神定志。主治：痰火上扰之癫狂证。

305. **珍珠丸**（《普济本事方》卷一方）

功效：镇惊定悸，滋阴宁神。

主治：惊悸失眠证。

组成：珍珠母三分（1g），当归、熟地各一两五钱（45g），人参、酸枣仁、柏子仁各一两（30g），犀角、茯神、龙齿各五钱（15g）。10味。

【记忆】

（1）歌诀法：

珍珠母丸归地黄，人参枣仁柏子香；
犀角龙齿茯神全，滋阴宁神入梦乡。

（2）联想法：真人找弟子，神龙归西乡。

注：真——珍珠母，人——人参，找——酸枣仁，弟——熟地，子——柏子仁，神——茯神，龙——龙齿，归——当归，西——犀角，乡——沉香。

【附记】

（1）又名真珠母丸、珍珠母丸。

（2）《杂病源流犀烛·脏腑门》卷六同名方：珍珠、鹿茸各9g，熟地、当归各45g，酸枣仁、人参、柏子仁各30g，犀角、茯神、沉香各15g，冰片3g。治肝虚邪袭，夜不安寐。

（二）滋养安神方

306. **酸枣汤**（《金匮要略》方）

功效：养血安神，清热除烦。

主治：虚烦失眠证。

组成：酸枣仁两升（60g），知母、茯苓、川芎各二两（60g），甘草一两（30g）。5 味。

【记忆】

（1）歌诀法：

酸枣二升先煮汤，茯知二两佐之良；
芎甘各一相调剂，服后恬然足睡乡。

（2）联想法：母穷服干枣。

注：母——知母，穷——川穹，服——茯苓，干——甘草，枣——酸枣仁。

【附记】

（1）方名释：方剂命名法 1，又名酸枣仁汤。

（2）《类证活人书》卷十八同名方：上方加干姜 60g，麦冬 30g。治伤寒，经吐下后虚烦不眠，心中懊侬。

307. **天王补心丹**（《摄生秘剖》卷一方）。

功效：滋阴清热，补心安神。

主治：虚烦心悸证。

组成：人参、玄参、丹参微炒、茯苓、炒五味、炒远志、炒桔梗各五钱（15g），归身酒洗、天冬、麦冬、炒柏子仁，炒酸枣仁各二两（60g），生地酒洗四两（120g）。为末，蜜丸，朱砂五钱（15g）为衣。14 味。

【记忆】

（1）歌诀法：

天王补心枣柏仁，二冬归地与三参；
桔苓远志朱砂蜜，五味酸收血自生。

（2）联想法：冬天，当地人找朱元伯单借五灵志。

注：冬——麦冬，天——天冬，当——当归，地——生地，人——人参，找——酸枣仁，朱——朱砂，元——元参，伯——柏子仁，单——丹参，借——桔梗，五——五味子，灵——茯苓，志——远志。

【附记】

（1）方名释：方剂命名法6，又名补心丹。《症因脉治》亦有本方。

（2）《世医得效方》卷七同名方：熟地黄、人参、茯苓、远志、菖蒲、玄参、柏子仁、桔梗、天冬、丹参、酸枣仁、炙甘草、麦冬、百部、杜仲、茯神、当归、五味子各等份。治烦热惊悸，梦遗健忘等证。

308. **定志丸**（《备急千金要方》卷十四方）

功效：安神定志。

主治：心气不足，惊悸狂眩证。

组成：茯苓、人参各三两（90g），远志、石菖蒲各二两（60g）。4味。

【记忆】

（1）歌诀法：

千金要方定志丸，党参茯苓菖蒲远；
心气不足惊悸狂，此方服后神自安。

（2）联想法：石远志人灵。

注：石——石菖蒲，人——人参，灵——茯苓。

【附记】

（1）方名释：方剂命名法4，又名定志小丸。

（2）《局方》有本方朱砂为衣，《医学入门》亦有本方，多琥珀、郁金，朱砂为衣。

（3）同名方有六。

（4）安神定志丸（《医学心悟》卷四方）：本方加茯神30g，龙齿15g。功效：补心安神。主治：惊恐不安，睡卧不宁，梦中惊跳怵惕。

309. **柏子养心丸**（《体仁汇编》卷六方）

功效：养心安神，滋阴补肾。

主治：心神不宁，心悸健忘证。

组成：柏子仁四两（120g），枸杞子三两（90g），麦冬、当归、石菖蒲、茯神各一两（30g），玄参、熟地各二两（60g），甘草五钱（15g）。9味。

【记忆】

（1）歌诀法：

柏子养心杞玄冬，当地茯神菖草供；
怔忡惊悸神恍惚，两调心肾此方崇。

（2）联想法：当地人富，卖炒狗肉十元一盘。

注：当——当归，地——熟地，人——柏子仁，富——茯神，卖——麦冬，炒——甘草，狗——枸杞子，十——石菖蒲，元——玄参。

【附记】

（1）方名释：方剂命名法5，又名柏子养心丹。

（2）《全国中药处方集》北京承德同名方：柏子仁、远志、酸枣仁、五味子、人参、肉桂各9g，茯苓60g，川芎、黄芪、当归、半夏曲各30g，甘草3g。治心血亏损，失眠健忘等。

（3）孔子大圣知枕中方（《备急千金要方》卷十四方）：龟板、龙骨、远志、去节菖蒲各等分。功效：补益心肾，健脑安神。主治：心肾两亏，健忘失眠证。

310. **安神补心汤**（《杂病源流犀烛·脏腑门》卷六方）

功效：养心安神。

主治：心肝两虚，神情抑郁不快。

组成：当归、生地黄、茯神、黄芩各一钱三分（5g），麦冬二钱（6g），白芍药、白术各二钱（3g），远志、酸枣仁各八分（2g），川芎七分（2g），玄参五分（2g），甘草三分（1g）。12味。

【记忆】

（1）歌诀法：

安神补心归地黄，麦芍芎术远志黄；

玄甘茯神酸枣仁，心肝两虚神情怏。

（2）联想法：黄志元穷鬼地少，找人卖猪草致富。

注：黄——黄芩，志——远志，元——玄（元）参，穷——川芎，鬼——当归，地——生地，少——白芍，找人——酸枣仁，卖——麦冬，猪——白术，草——甘草，富——茯神。

【附记】

（1）方名释：方剂命名法4。

（2）交泰丸（《韩氏医通》卷下方）：黄连、肉桂各等分。功效：交通心肾。主治：心肾不交，怔忡失眠。

十七、开 窍 剂

（一）清热开窍方

311. **安宫牛黄丸**（《温病条辨》卷一方）

功效：清热解毒，豁痰开窍。

主治：热闭证。

组成：牛黄、郁金、犀角、黄芩、黄连、雄黄、山栀子、朱砂各一两（30g），梅片、麝香各二钱五分（7.5g），珍珠五钱（15g）。为末，蜜丸金箔为衣。12味。

【记忆】

（1）歌诀法：

安宫牛黄开窍方，芩连珍金梅麝香；
犀角朱砂栀郁雄，心包热闭细参详。

（2）联想法：秦连山乡，朱玉梅用真金买雄牛角。

注：秦——黄芩，连——黄连，山——山栀子，乡——麝香，朱——朱砂，玉——郁金，梅——梅片，真——珍珠，金——金箔，雄——雄黄，牛——牛黄，角——犀角。

【附记】

方名释：方剂命名法5。

312. **紫雪丹**（《千金翼方》卷十八方）

功效：清热解毒，镇痉开窍。

主治：热闭痉厥证。

组成：黄金一斤（500g），寒水石、磁石、石膏各捣碎三斤（1500g），升麻一升（300g），玄参一斤（500g），甘草炙八两（240g），丁香四两（120g），犀角、羚羊角、木香、沉香各五两（150g），麝香半两（15g），硝石、朴硝各四升（120g），朱砂三两（90g）。16味。

【记忆】

（1）歌诀法：

紫雪犀羚朱朴硝，硝磁寒水与石膏；
丁沉木麝升玄草，更用赤金法亦超。

（2）联想法：西铺炒猪马羊角，卖了四十四箱金元宝。

注：西——犀角，铺——朴硝，炒——甘草，猪——朱砂，马——升麻，羊角——羚羊角，四十——石膏、寒水石、磁石、硝石，四箱——木香、沉香、丁香、麝香，金——黄金，元——玄参。

【附记】

（1）方名释：方剂命名法15，又名紫雪散。

（2）《温病条辨》本方无黄金，《局方》本方多滑石。

313. **至宝丹**（《太平惠民和剂局方》卷一方）

功效：化浊开窍，清热解毒。

主治：中暑，中恶，中风，痰热内闭等证。

组成：生乌犀角、生玳瑁、琥珀、朱砂、雄黄各一两（30g），金箔（半入药半为衣）、银箔各五十片（15g），龙脑、麝香各一分（0.3g），牛黄五钱（15g），安息香一两半（45g）。11味。

【记忆】

（1）歌诀法：

至宝朱砂麝息香，雄黄犀角与牛黄；
金银二箔兼龙脑，琥珀还同玳瑁良。

（2）联想法：熊猫猪牛龙虎戏，得了两箱金银。

注：熊——雄黄，猫——玳瑁，猪——朱砂，牛——牛黄，龙——龙脑，虎——琥珀，戏——犀角，两箱——麝香、安息香，金——金箔，银——银箔。

【附记】

（1）方名释：方剂命名法6，又名局方至宝丹。

（2）《温病条辨》本方无雄黄、冰片、金箔、银箔。

314. **牛黄清心丸**（《痘疹世医心法》卷十一方）

功效：清热解毒，开窍安神。

主治：热陷心包，中风，小儿惊风证。

组成：牛黄二分半（0.5g），朱砂一钱半（5g），黄芩、山栀各三钱（9g），黄连五钱（15g），郁金二钱（6g）。6味。

【记忆】

（1）歌诀法：

万氏牛黄丸最精，芩连栀子郁砂并；
或加雄角珠冰麝，退热清心力更宏。

（2）联想法：朱玉连擒山牛。

注：朱——朱砂，玉——郁金，连——黄连，擒——黄芩，山——山栀，牛——牛黄。

【附记】

（1）方名释：方剂命名法5。又名万氏牛黄清心丸。

（2）同名方有三。

（3）抱龙丸（《太平惠民和剂局主》卷六方）：雄黄120g，白石英、犀角、辰砂、麝香各30g，藿香60g，胆星480g，牛黄15g，阿胶珠90g，金箔、银箔各15g。功效：清热化痰，开窍安神。主治：风痰壅实，头目昏眩，胸膈烦闷。

315. **紫金锭**（《百一选方》方）

功效：解毒辟秽开窍。

主治：治百病，凡一切饮食药毒，蛊毒瘴气，死牛马毒等。

组成：麝香三钱（9g），山慈姑去皮洗焙、五倍子洗焙各二两（60g），红芽大戟去芦焙一两半（45g），续随子研去油去霜一两（30g）。《外科正宗》加朱砂、雄黄各三钱（9g）。7味。

【记忆】

（1）歌诀法：

百一选方紫金锭，麝香慈姑大戟雄；
五倍朱砂续随子，解毒辟秽开窍寻。

（2）联想法：朱香姑背戟随英雄。

注：朱——朱砂，香——麝香，姑——山慈姑，背——五倍子，戟——大戟，随——续随子，雄——雄黄。

【附记】

（1）方名释：方剂命名法15。又名太乙紫金锭、紫金丹、太乙玉枢丹、太乙丹、玉枢丹、神仙追毒丸、神仙万病解毒丹、解毒万病丹、神仙解毒万病丸、万病解毒丸、万病解毒丹。

（2）凉惊丸（《小儿药证直诀》卷下方）：龙胆草、青黛、防风各9g，钩藤6g，黄连15g，牛黄、麝香、龙脑各0.3g。功效：清热泻火，开窍息风。主治：惊痫。

（二）温通开窍方

316. **苏合香丸**（《太平惠民和剂局方》卷三方）

功效：温通开窍，行气化浊。

主治：中风，中恶，霍乱证。

组成：白术、青木香、乌犀角、炒香附子、朱砂研水飞、诃黎勒煨，白檀香、安息香为末，用无灰酒一升熬膏、沉香、麝香研、丁香、荜茇各二两（60g），熏陆香研、苏合香油入安息香膏内、龙脑各一两（30g）。15味。

【记忆】

（1）歌诀法：

苏合香丸麝息香，木丁熏陆荜檀香；
犀冰白术诃沉附，衣用朱砂中恶尝。

（2）联想法：朱黎西府，白龙碑有八香（清晨安陆丁射苏坛）

注：朱——朱砂，黎——诃黎勒，西——犀角，府——香附，白——白术，龙——龙脑，碑——荜茇，八香——青木香、沉香、安息香、熏陆香、丁香、麝香、苏合香、檀香。

【附记】

（1）方名释：方剂命名法1。

（2）本方原出《外台秘要》卷三十一引《广济方》名吃力伽（白术）丸。

(3)《苏沉良方》亦有本方但无熏陆香。

317. **通关散**(《丹溪心法附余》卷一方)

功效：通关开窍。

主治：昏厥，人事不省，痰涎壅塞者。

组成：猪牙皂角，细辛各等分。2味。

【记忆】

(1) 歌诀法：

丹溪附余通关散，皂角细辛两味全；
通关开窍共为末，搐鼻取嚏法力堪。

(2) 联想法：通关细心找。

注：细心——细辛，找——皂角。

【附记】

(1) 方名释：方剂命名法4，同名方有六。

(2) 或作搐鼻取嚏用。

十八、驱　虫　剂

318. **乌梅丸**（《伤寒论》方）

功效：安蛔止痛，温脏补虚。

主治：蛔厥证。

组成：乌梅三百枚（500g），细辛、炮附子去皮、桂枝去皮、人参、黄柏各六两（180g），干姜十两（300g），黄连十六两（500g），当归、蜀椒炒各四两（120g）。为末，蜜丸。10味。

【记忆】

（1）歌诀法：

六两柏参桂附辛，黄连十六厥阴遵；

归椒四两梅三百，十两干姜记要真。

（2）联想法：新疆人富贵，二黄叫梅归。

注：新——细辛，疆——干姜，人——人参，富——附子，贵——桂枝，二黄——黄连、黄柏，叫——蜀椒，梅——乌梅，归——当归。

【附记】

方名释：方剂命名法1。同名方有三。

319. **化虫丸**（《太平惠民和剂局方》卷十方）

功效：杀肠胃诸虫。

主治：各种肠寄生虫病。

组成：炒鹤虱、槟榔、苦楝根去浮皮，炒铅粉各五十两（1500g），枯矾十二两半（750g）。为末，面糊为丸。5味。

【记忆】

（1）歌诀法：

和剂局方化虫丸，苦楝根皮与枯矾；

槟榔鹤虱炒铅粉，肠胃诸虫皆可杀。

（2）联想法：货郎牵枯根。

注：货——鹤虱，郎——槟榔，牵——铅粉，枯——枯矾，根——苦楝根皮。

【附记】

方名释：方剂命名法10，肥儿丸名同。同名方有三。

320. **肥儿丸**（《太平惠民和剂局方》卷十方）

功效：消积健胃，清热杀虫。

主治：小儿疳病，虫积腹痛，消化不良等证。

组成：炒神曲、黄连各十两（300g），肉豆蔻面裹煨、使君子、炒麦芽各五两（150g），槟榔二十个（60g），木香二两（60g）。为末，猪胆汁为丸。8味。

【记忆】

（1）歌诀法：

和剂局方肥儿丸，神曲麦芽蔻黄连；
槟香猪胆使君子，杀虫消积脾胃健。

（2）联想法：黄曲君卖猪肉香槟。

注：黄——黄连，曲——神曲，君——使君子，卖——麦芽，猪——猪胆汁，肉——肉豆蔻，香——木香，槟——槟榔。

【附记】

同名方有三。

321. **万应丸**（《医学正传》卷五方）

功效：攻积杀虫。

主治：虫积内阻，腹痛拒按，便秘脉沉实者。

组成：槟榔五两（150g），大黄八两（240g），牵牛子四两（120g）共为末，皂角十枚（60g），苦楝根皮一斤（500g），共煎膏为丸，沉香、木香、雷丸各一两（30g），研末为衣。8味。

【记忆】

（1）歌诀法：

医学正传万应丸，槟榔大黄皂雷丸；

黑丑苦楝沉木香，杀虫攻积通大便。

（2）联想法：丑大郎苦找雷二香。

注：丑——黑丑（牵牛子），大——大黄，郎——槟榔，苦——苦楝根皮，找——皂角，雷——雷丸，二香——木香、沉香。

【附记】

（1）方名释：方剂命名法6。

（2）《证治准绳·幼科》集八同名方：五倍子、胡黄连、青皮、陈皮、黄柏、神曲、麦芽、炮三棱、炮莪术、芜荑、槟榔、龙胆草、川楝子仁、使君子各30g。治小儿疳证。

322. **布袋丸**（《补要袖珍小儿方论》方）

功效：驱蛔消疳，补养脾气。

主治：小儿虫疳，体热黄，肢细腹大，发焦且暗等证。

组成：夜明砂拣净、芜荑炒去皮，使君子微炒去皮各二两（60g），白茯苓去皮、白术、人参、甘草、芦荟研细各半两（15g）。为末，汤浸蒸饼为丸。8味。

【记忆】

（1）歌诀法：

布袋丸用夜明砂，人参白术芦荟加；
芜荑使君茯苓草，补养脾气消虫疳。

（2）类比法：四君子汤类方、基本方加芜荑、使君、芦荟、夜明砂。

（3）联想法：四君子夜会四姨太。

注：四君子汤（略）。夜——夜明砂，会——芦荟，四——使君子，姨——芜荑。

【附记】

（1）方名释：方剂命名法6。

（2）理中安蛔汤（《类证治载》卷三方）：理中汤加川椒14粒，乌梅3个。功效：温中安蛔。主治：气冲心痛，饮不欲食吐蛔者。

十九、涌 吐 剂

323. **瓜蒂散**（《伤寒论》方）

功效：涌吐痰食。

主治：痰涎宿食填塞上脘，胸中痞硬者。

组成：瓜蒂炒黄、赤小豆各一分（各0.5g），香豆豉一合（6g）。3味。

【记忆】

（1）歌诀法：

瓜蒂散中赤豆研，香豉加水另煮煎；
宿食痰涎填上脘，逐邪宣壅服之先。

（2）联想法：香瓜豆。

注：香——香豉，瓜——瓜蒂，豆——赤小豆。

【附记】

（1）方名释：方剂命名法1，同名方有四。

（2）参芦散（《医方集解》方）：人参芦6g。功效：涌吐虚痰。主治：虚弱人痰壅盛，温温欲吐者。

324. **三圣散**（《儒门事亲》卷十二方）

功效：涌吐风痰。

主治：中风闭症，癫痫，食毒者。

组成：炒瓜蒂、防风各三两（90g），藜芦一分至一两（10～30g）。为末，每服药半两（15g），韭汁煎服。3味。

【记忆】

（1）歌诀法：

儒门事亲三圣散，瓜蒂藜芦防风研；
涌吐风痰功力强，食毒中风与癫痫。

（2）联想法：瓜地防风篱。

注：瓜地——瓜蒂，篱——藜芦。

【附记】：

方名释：方剂命名法8，同名方有六。

325. **雄黄解毒丸**（《医宗金鉴·外科心法要诀》卷六十六方）

功效：解毒吐涎。

主治：紧喉风，汤水不下，痰涎壅塞者。

组成：雄黄一两（30g），郁金一钱（3g），巴豆仁去油十四粒（2g）。为末，醋煮面糊为丸。4味。

【记忆】

（1）歌诀法：

醋煮雄黄解毒丸，解毒吐涎功能专；
雄黄郁金巴豆仁，面糊为丸可破关。

（2）联想法：黄金豆。

注：黄——雄黄，金——郁金，豆——巴豆仁。

【附记】

（1）方名释：方剂命名法1。

（2）《幼科发挥》卷二同名方：加大黄6g，治小儿生疮入腹，二便不通，或喘或搐者。

二十、痈 疡 剂

（一）内服方

326. **内补黄芪汤**（《外科正宗》卷一方）

功效：益气补血，生津安神。

主治：痈疽发背，诸疮已破，虚弱无力等证。

组成：黄芪、人参、茯苓、川芎、当归身、白芍、熟地、肉桂、麦冬、远志各一钱（3g），甘草五分（2g），生姜三片，大枣二枚。13味。

【记忆】

（1）歌诀法：

内补黄芪汤桂芍，归苓熟地草门冬；
川芎远志人参等，枣姜加上起疲瘤。

（2）联想法：远东桂大将，欺八珍无珠。

注：远——远志，东——麦冬，桂——肉桂，大——大枣，将——生姜，欺——黄芪，八珍汤（略）去白术。

【附记】

方名释：方剂命名法5。

327. **透脓散**（《外科正宗》卷一方）

功效：托补透脓。

主治：痈疽诸毒，内脓已成而不溃者。

组成：生黄芪四钱（12g），炒穿山甲一钱（3g），川芎三钱（9g），当归二钱（6g），皂角刺一钱五分（5g）。5味。

【记忆】

（1）歌诀法：

透脓散内用黄芪，山甲芎归总得宜；
加上角针头自破，何妨脓毒隔千皮。

（2）联想法：佛手穿刺奇。

注：佛手散——当归、川芎，穿——穿山甲，刺——皂角刺，奇——黄芪。

【附记】

方名释：方剂命名法4。

328. **枸橘汤**（《外科全生集》卷四方）

功效：疏肝理气，清热散肿。

主治：子痈，睾丸硬痛外见红色者。

组成：枸橘全枚、川楝子、秦艽、陈皮、防风、泽泻、赤芍、甘草各一钱五分（5g）。8味。

【记忆】

（1）歌诀法：

外科全生枸橘汤，川楝枸橘秦艽防；
赤芍陈皮泽泻草，子痈睾病色红良。

（2）联想法：陈少泽敢教练疯狗。

注：陈——陈皮，少——赤芍，泽——泽泻，敢——甘草，教——秦艽，练——川楝，疯——防风，狗——枸橘。

【附记】

方名释：方剂命名法1。

329. **内疏黄连汤**（《素问·病机气宜保命集》卷下方）

功效：疏热通府，活血解毒。

主治：疮疡肿硬木闷，根盘深大，皮色不变，脉沉实者。

组成：黄连、芍药、薄荷、山栀、黄芩、桔梗、木香、当归、槟榔、甘草各一两（30g），连翘二两（60g）。为末，每服一两（30g），煎服一两剂加大黄一至二钱（3~6g），以利为度。12味。

【记忆】

（1）歌诀法：

内疏黄连汤木香，栀归芩芍薄荷榔；

桔梗甘草连翘等，大黄加倍效能强。

（2）联想法：秦连杰因大山草少，归河滨侨乡。

注：秦——黄芩，连——黄连，杰——桔梗，大——大黄，山——山栀，草——甘草，少——白芍，归——当归，河——薄荷，滨——槟榔，侨——连翘，乡——木香。

【附记】

方名释：方剂命名法5。

330. 五神汤（《外科真诠》方）

功效：清热解毒渗湿。

主治：委中毒焮痛色赤溃速，属湿热凝结者。

组成：茯苓15g，银花15g，紫花地丁10g，牛膝10g，车前子6g（原方未著量）。5味。

【记忆】

（1）歌诀法：

外科真诠五神汤，紫花地丁银花襄；
茯苓牛膝车前子，清热解毒渗湿强。

（2）联想法：紫牛车挂银铃。

注：紫——紫花地丁，牛——牛膝，车——车前子，银——银花，铃——茯苓。

【附记】

（1）方名释：方剂命名法8。

（2）《不居集》上集卷十四同名方：生藕汁、小蓟汁、生地汁各10g，生姜汁、蜜各5g。治热毒上攻，吐血不止者。

331. 神功内托散（《外科正宗》卷一方）

功效：温补托毒。

主治：痈疽疮疡，久不腐溃，疮不高肿，身凉脉细者。

组成：当归二钱（6g），白术、黄芪、人参各一钱五分（5g），白芍、川芎、茯苓、陈皮、附子各一钱（3g），炒穿山甲八分（2g），木香、炙甘草各五分（2g），煨姜三枚，大枣两枚。14味。

【记忆】

(1)歌诀法:

神功内托散芎芪,归术陈皮白芍宜;

附子木香甘草炙,参苓山甲起颠危。

(2)联想法:陈八珍没地,弃家乡将富找。

注:陈——陈皮,八珍汤(略)去生地,弃——黄芪,家——穿山甲,乡——木香,将——生姜,富——附子,找——大枣。

【附记】

(1)方名释:方剂命名法6。

(2)消风散(《外科正宗》卷四方):荆芥、防风、当归、生地、苦参、苍术、蝉蜕、胡麻仁、牛蒡子、知母、石膏各10g,木通、甘草各5g。功效:疏风清热,除湿止痒。主治:疮疹瘙痒,风热隐疹。

332. **止痛如神汤**(《医宗金鉴·外科心法要诀》卷六十九方)

功效:消肿止痛,泻热和营。

主治:痔疮初起,结肿胀闷,肛裂便秘等证。

组成:秦艽、桃仁去皮尖、皂角刺烧存性各一钱(3g),苍术米泔水浸炒、防风各七分(2g),黄柏酒炒五分(2g),当归尾酒洗、泽泻各三分(1g),槟榔一分(1g),熟大黄一钱二分(4g)。10味。

【记忆】

(1)歌诀法:

止痛如神诸痔疮,风湿燥热总能防;

归柏桃榔皂角子,苍术艽风泽大黄。

(2)联想法:黄桃将军,叫槟榔把灶房当住宅。

注:黄——黄柏,桃——桃仁,将军——大黄,叫——秦艽,灶——皂角刺,房——防风,当——当归,住——苍术,宅——泽泻。

【附记】

(1)方名释:方剂命名法4。

（2）蟾酥丸（《玉机微义》卷十五方）：川乌、莲花蕊、朱砂、乳香、没药各9g，轻粉、蟾酥各3g，麝香0.5g。功效：解毒消肿，活血定痛。主治：疔黄、恶疮。

333. 滋阴除湿汤（《外科正宗》卷四方）

功效：滋阴除湿，和营清热。

主治：鹳口疽初起，朝寒暮热，日轻夜重如疟。

组成：川芎、当归、白芍、熟地各一钱（3g），黄芩、陈皮、知母、贝母各八分（2g），泽泻、地骨皮、甘草各五分（1.5g），生姜三片。13味。

【记忆】

（1）歌诀法：

滋阴除湿汤知母，白芍芎归熟地芩；
柴陈贝母兼泽泻，骨皮姜草效多灵。

（2）联想法：江泽湖边四物黄，二亩谷草陈。

注：江——生姜，泽——泽泻，湖——柴胡，四物汤（略），黄——黄芩，二亩——知母、贝母，谷——地骨皮，草——甘草，陈——陈皮。

【附记】

（1）方名释：方剂命名法4

（2）五宝散（《外科正宗》卷三方）：石钟乳12g，珍珠、朱砂、琥珀各6g，冰片3g。功效：解痈疮、结毒。主治：疥毒，筋骨疼痛，口鼻腐烂，诸药不效者。

334. 内托生肌散（《医学衷中参西录》方）

功效：益气和血生肌。

主治：瘰疬疮疡溃破，气血亏损不能化脓生肌者。

组成：生黄芪四两（120g），白芍、甘草各二两（60g），丹参、生乳香、生没药各一两半（45g），天花粉三两（90g），为末，每服三钱（9g）。7味。

【记忆】

（1）歌诀法：

益气内托生肌散，乳香没药白芍甘；
黄芪丹参天花粉，瘰疬疮疡内服煎。

（2）联想法：单炒黄花少乳末。

注：单——丹参，炒——甘草，黄——黄芪，花——天花粉，少——白芍，乳——乳香，末——没药。

【附记】

（1）方名释：方剂命名法4。

（2）何首乌酒（《医宗金鉴·外科心法要诀》卷七十三方）：何首乌120g，当归身、当归尾、穿山甲、生地黄、熟地黄、虾蟆各30g，侧柏叶、松针、五加皮、川乌、草乌各12g。功效：滋荣清毒。主治：大麻风。

335. **升麻消毒饮**（《医宗金鉴·外科心法要诀》卷七十四方）

功效：清热祛风胜湿。

主治：黄水疮。

组成：升麻、归尾、赤芍、银花、连翘去心、炒牛蒡子、生栀子、羌活、白芷、防风、红花、生甘草、桔梗，小剂各一钱（3g）；中剂各一钱五分（5g）；大剂各二钱（6g）。13味。

【记忆】

（1）歌诀法：

升麻消毒祛风湿，归芍银花翘蒡栀；
羌芷红花防草桔，黄水浸淫服渐失。

（2）联想法：强风止，花草少，银桥牛马归山冈。

注：强——羌活，风——防风，止——白芷，花——红花，草——甘草，少——赤芍，银——银花，桥——连翘，牛——牛蒡子，马——升麻，归——当归尾，山——山栀子，冈——桔梗。

【附记】

（1）方剂命名法5

（2）九龙丹（《外科正宗》卷三方）：儿茶、木香、血竭、乳香、没药、巴豆不去油各等分。功效：泄毒消瘀。主治：鱼口便毒、骑马痈、横痃等症初起未成脓者。

336. **归宗汤**（《医宗金鉴·痘疹心法要诀》卷五十六方）

功效：攻泄毒火。

主治：小儿痘未见点，壮热不已，爪甲色紫，四肢厥冷者。

组成：荆芥10g，生地15g，赤芍15g，大黄10g，山楂10g，青皮10g，炒牛蒡子10g，木通6g，灯心6g（原方未著量）。9味。

【记忆】

（1）歌诀法：

形实无表毒火盛，所以归宗主大黄；
地芍楂青通荆蒡，灯心为引治痘疮。

（2）联想法：山地赤木青，黄牛心惊。

注：山——山楂，地——生地，赤——赤芍，木——木通，青——青皮，黄——大黄，牛——牛蒡子，心——灯心，惊——荆芥。

【附记】

方名释：方剂命名法9。

（二）外用方

337. **红升丹**（《医宗金鉴·外科心法要诀》卷六十二方）

功效：去腐拔毒，生肌长肉。

主治：一切疮疡溃后，疮口坚硬，肉暗紫黑。

组成：朱砂、雄黄各五钱（15g），水银、白矾各一两（30g），硝石四两（120g），皂矾六钱（18g）。6味。

【记忆】

（1）歌诀法：

医宗金鉴红升丹，水银雄黄皂白矾；
火硝朱砂碎为度，长肉生肌自不难。

（2）联想法：朱肖雄找白银。

注：朱——朱砂，肖——火硝，雄——雄黄，找——皂

矾，白——白矾，银——水银。

【附记】

（1）方名释：方剂命名法15。

（2）白降丹（《医宗金鉴·外科心法要诀》卷六十二方）：水银、食盐、白矾、火硝、皂矾各30g，硼砂15g，朱砂、雄黄各6g。功效：拔毒，去腐，生肌。主治：痈疽发背，疔毒。

338. 回阳玉龙膏（《外科正宗》卷一方）

功效：温通回阳。

主治：背疽阴病，不肿高不焮痛，诸湿脚气，鹤膝风等。

组成：炒草乌、煨干姜各三两（90g），炒赤芍、白芷、煨南星各一两（30g），肉桂五钱（15g）。为末，酒调敷。6味。

【记忆】

（1）歌诀法：

回阳玉龙膏肉桂，白芷军姜仍在位；

草乌赤芍与南星，热酒同调功更倍。

（2）联想法：少白干，肉难炒。

注：少——赤芍，白——白芷，干——干姜，肉——肉桂，难——天南星，炒——草乌。

【附记】

方名释：方剂命名法6，又名回阳玉龙散。

339. 八宝丹（《疡医大全》卷九方）

功效：生肌收口。

主治：疮疡，疮口不敛。

组成：珍珠一钱（3g）布包豆腐煮一小时，牛黄五分（1.5g），象皮、琥珀、煅龙骨、轻粉各一钱五分（5g），冰片三分（1g），炉甘石煅三钱（9g）。8味。

【记忆】

（1）歌诀法：

疡医大全八宝丹，珍珠琥珀烃炉甘；

象皮龙骨牛黄冰，生肌收口疮疡敛。

（2）联想法：猪、牛、龙、虎、象的颅脑轻。

注：猪——珍珠，牛——牛黄，龙——龙骨，虎——琥珀，象——象皮，颅——炉甘石，脑——冰片（龙脑），轻——轻粉。

【附记】

（1）方名释：方剂命名法8。

（2）八将丹（《药签启秘》方）：牛黄12g，冰片1.5g，蝉蜕6g，蜈蚣6条，麝香1g，穿山甲9g，全蝎6g，五倍子24g。功效：拔毒去腐。主治：一切痈疽大毒，未溃者即消。

340. **海浮散**（《外科摘录》卷一方）

功效：化腐生肌。

主治：肿疡。

组成：制乳香去油，制没药去油各等分。2味。

【记忆】

（1）歌诀法：

外科摘录海浮散，乳香没药两味全；
化腐生肌不可少，疮疡肿痛此当先。

（2）联想法：海浮散没乳。

注：没——没药，乳——乳香。

【附记】

（1）方名释：方剂命名法6。

（2）锡类散（《金匮翼》卷五引张瑞符方）。西牛黄2g，冰片1g，珍珠9g，人指甲2g，象牙屑9g，青黛18g，壁钱10g。功效：清热解毒，生肌止痛。主治：咽喉腐烂，唇舌肿痛。

341. **生肌散**（《外科精要》卷下方）

功效：生肌敛疮。

主治：疮口肌肉不生而不收敛者。

组成：木香、槟榔、黄连各等分。3味。

【记忆】

（1）歌诀法：

外科精要生肌散，木香槟榔与黄连；

三药为末外用藏，疮疡溃烂即可敛。

（2）联想法：黄香槟。

注：黄——黄连，香——木香，槟——槟榔。

【附记】

方名释：方剂命名法4，同名方有八。

342. **苦参汤**（《疡科心得集》方）

功效：杀虫止痒。

主治：各种疥癞风癣。

组成：苦参15g，蛇床子10g，白芷10g，金银花15g，野菊花15g，黄柏10g，地肤子12g，大菖蒲10g，猪胆汁四至五枚（原方未著量）。9味。

【记忆】

（1）歌诀法：

杀虫止痒苦参汤，蛇床白芷银菊襄；

猪胆菖蒲柏肤子，疥癞风癣外洗良。

（2）联想法：黄帝饮苦花汁，铺白银床。

注：黄——黄柏，帝——地肤子，苦——苦参，花——野菊花，汁——猪胆汁，铺——大菖蒲，白——白芷，银——金银花，床——蛇床子。

【附记】

（1）方名释；方剂命法1，同名方有三。

（2）桃花散（《证治准绳·疡医》卷五方）：乌贼骨、龙骨、虎骨各30g，寒水石250g，赤石脂、白石脂、白及、白蔹各15g，黄丹少许。功效：收敛止血。主治：恶疮、金疮。

（3）太乙膏（《证治准绳·疡医》卷三方）：没药12g，黄丹150g，樟丹3g，麝香9g，轻粉、乳香各6g，清油500g，藜芦七枝。功效：散结止痛。主治：瘰疬。

343. **九一丹**（《医宗金鉴·外科心法要诀》卷七十二方）

功效：提脓去腐。

主治：疔疮破溃，脓未尽者。

组成：煅石膏九钱（27g），黄灵药一钱（3g），为末。2味。

【记忆】

（1）歌诀法：

九一丹医疔破后，根除用此把脓搜；
煅石膏对黄灵药，清热生肌患自瘳。

（2）联想法：黄陵石膏。

注：黄陵——黄灵药。

【附记】

（1）方名释：方剂命名法7，以药量比例石膏九份，黄灵、药一份得名。

（2）冰硼散（《外科正宗》卷二方）：玄明粉、硼砂各15g，冰片、朱砂各2g。功效：清热解毒。主治：咽喉齿新久肿痛，久嗽，痰火喑哑作痛。

（3）柳花散（《外科正宗》卷四方）：黄柏30g，青黛9g，肉桂3g，冰片1g。功效：清热解毒消肿。主治：虚火上炎而致的口疮。

344. 五倍子汤（《疡科选粹》卷五方）

功效：消肿止痛，收缩痔疮。

主治：痔疮。

组成：五倍子、朴硝、桑寄生、莲房、荆芥各等分。5味。

【记忆】

（1）歌诀法：

五倍子汤消肿方，荆芥寄生与莲房；
朴硝五倍各等分，先熏后洗治痔疮。

（2）联想法：消防五桑街。

注：消——朴硝，防——莲房，五——五倍子，桑——桑寄生，街——荆芥。

【附记】

方名释：方剂命名法1。

345. **鹅黄散**（《外科正宗》卷三方）

功效：清热收湿解毒。

主治：杨梅疮溃烂成片，脓秽多而疼甚者。

组成：煅石膏、炒黄柏、轻粉各等分。3味。

【记忆】

（1）歌诀法：

鹅黄散用真轻粉，石膏黄柏要称准；
等分为末掺烂疮，杨梅腐痛最安稳。

（2）联想法：黄石粉。

注：黄——黄柏，石——石膏，粉——轻粉。

【附记】

（1）方名释：方剂命名法15。

（2）《疡医大全》卷二十三同名方：绿豆粉30g，黄柏9g，轻粉6g，滑石15g。痔疮作痒，抓破作痛者。

（3）本方加青黛9g，煅蛤粉30g名：青蛤散（《医宗金鉴·外科心法要诀》卷六十五方）。功效：清热收湿止痒。主治：鼻䘌疮。

346. **如意金黄散**（《外科正宗》卷一方）

功效：清热解毒，疏散消痈。

主治：痈疽发背，诸般疔肿等。

组成：天花粉十斤（500g），黄柏、大黄、姜黄、白芷各五斤（250g），厚朴、陈皮、甘草、苍术、天南星各二斤（100g），为末。10味。

【记忆】

（1）歌诀法：

如意金黄散大黄，姜黄黄柏芷陈苍；
南星厚朴天花粉，敷之百肿自当安。

（2）联想法：黄将军赴江南，陈仓抄白粉。

注：黄——黄柏，赴——厚朴，江——姜黄，南——天南星，陈——陈皮，仓——苍术，抄——甘草，白——白芷，粉——天

花粉。

【附记】

(1) 方名释：方剂命名法6。

(2) 诸疮一扫光（《外科正宗》卷四方）：苦参、黄柏各500g，烟胶300g，枯矾、木鳖子、大风子、蛇床子、川椒、樟脑、硫黄、明矾、水银、轻粉各60g，砒石15g。功效：杀虫止痒。主治：疥疮。

(3) 密陀僧散（《外科正宗》卷四方）：硫黄、雄黄、蛇床子各6g，密陀僧、石黄各3g，轻粉2g。功效：清血化瘀。主治：汗斑痣，紫白癜风，黑白斑痕，雀斑，粉刺。

二十一、现代验方

347. **感冒退热冲剂**（《常用方药类编》方）

功效：清热解表。

主治：感冒发热，扁桃体炎等。

组成：大青叶、板蓝根各一百两（5000g），草河车、连翘各五十两（2500g）。

【记忆】

（1）歌诀法：

感冒退热冲剂方，药用板蓝连翘良；

大青叶子草河车，四药清热解表强。

（2）联想法：大板轿车。

注：大——大青叶，板——板蓝根，轿——连翘，车——草河车。

【附记】

（1）方名释：方剂命名法10。

（2）羌蓝汤（《常用方药类编》近代方）：羌活15g，板蓝根30g。功效：解表清热解毒。主治：外感咽喉肿痛。

348. **清解透表汤**（《儿科学》上海中医学院方）

功效：清热解毒透疹。

主治：麻疹初起，发而不透。

组成：西河柳10g，蝉蜕6g，葛根10g，升麻10g，连翘10g，银花10g，紫草根10g，桑叶6g，甘草6g，菊花6g，牛蒡子10g（原方未著量）。11味。

【记忆】

（1）歌诀法：

上海清解透表汤，银翘牛蒡菊花桑；

紫草蝉柳升葛甘，麻疹初起服而康。

（2）联想法：银翘桑菊柳紫蝉，割草喂牛马。

注：银——银花，翘——连翘，桑——桑叶，菊——菊花，柳——西河柳，紫——紫草根，蝉——蝉蜕，割——葛根，草——甘草，牛——牛蒡子，马——升麻。

【附记】

（1）方名释：方剂命名法4。

（2）六神丸（《中药制剂手册》方）：西牛黄、珍珠、麝香各5g，蟾酥、雄黄、冰片各3g。功效：清热解毒，消肿止痛。主治：烂喉丹痧，喉风乳蛾等。

349. **阑尾一号**（《中西医结合治疗急腹症》遵义医学院方）

功效：理气活血清热。

主治：瘀滞型阑尾炎（单纯性）。

组成：红藤15g，地丁15g，川楝子12g。3味。

【记忆】

（1）歌诀法：

遵义阑尾一号方，红藤地丁川楝襄；
理气活血又清热，阑尾发炎瘀滞良。

（2）联想法：丁子藤。

注：丁——地丁，子——川楝子，藤——红藤。

【附记】

（1）方名释：方剂命名法10，阑尾化瘀汤名同。

（2）阑尾二号：红藤15g，三棵针15g，大黄6g，丹皮10g，川连6g，芒硝3g。治成脓型及较轻破溃型阑尾炎（穿孔腹膜炎）。

（3）阑尾三号：红藤、银花各15g，川楝子、皂角刺各12g，桃仁10g，炙山甲30g。治肿型阑尾炎（阑尾周围脓肿）。

350. **阑尾化瘀汤**（《中西医结合治疗急腹症》天津南开医院方）

功效：行气活血，清热解毒。

主治：急性阑尾炎瘀滞型。

组成：川楝子12g，银花12g，延胡索12g，牡丹皮10g，桃仁10g，木香6g，大黄6g。7味。

【记忆】

（1）歌诀法：

天津阑尾化瘀汤，银桃丹皮生大黄；

木香川楝延胡索，阑尾瘀滞解毒强。

（2）联想法；桃花乡，闫将军炼丹。

注：桃——桃仁，花——银花，乡——木香，闫——延胡索，炼——川楝子，丹——牡丹皮。

【附记】

（1）阑尾清化汤：银花15g，蒲公英15g，大黄6g，赤芍15g，川楝12g，桃仁10g，生甘草6g。主治蕴热型阑尾炎。

（2）阑尾清解汤：银花15g，蒲公英15g，大黄6g，丹皮10g，木香6g，川楝12g，冬瓜仁15g，生甘草6g。主治毒热型阑尾炎。

351. **清胰一号**（《中西医结合治疗急腹症》遵义医学院方）

功效：通里清热，理气止痛。

主治：轻型胰腺炎（水肿型）。

组成：生大黄（后下）、白芍各五钱（15g），龙胆草、木香、延胡索各三钱（9g）。5味。

【记忆】

（1）歌诀法：

清胰一号遵义方，白芍大黄又木香；

龙胆草和延胡索，通里清热止痛强。

（2）联想法：白将军住龙湖乡。

注：白——白芍，龙——龙胆草，湖——延胡索，乡——木香。

【附记】

(1) 方名释：方剂命名法10。

(2) 清胰二号方：生大黄、赤芍各15g，木香、延胡索、栀子、丹皮、芒硝冲、厚朴各9g。治重型胰腺炎（出血坏死性）。

(3) 清胰三号方：生大黄、白芍各15g，栀子、木香、槟榔、延胡索、芒硝冲各9g，细辛1g。治混合型胰腺炎（胆道疾病）。

352. 新订黄芩芍药汤（《中国传染病学》方）

功效：清热解毒止痢。

主治：细菌性痢疾。

组成：山楂炭、当归、白芍、炒黄连、木香、厚朴各一钱(3g)，酒黄芩、酒大黄各一钱半（5g），陈皮、泽泻各二钱(6g)。10味。

【记忆】

(1) 歌诀法：

新订黄芩芍药汤，归芍山楂朴大黄；
芩连木香陈泽泻，清热解毒菌痢康。

(2) 联想法：陈将军和秦香连，要归泽普山。

注：陈——陈皮，秦——黄芩，香——木香，连——黄连，要——白芍药，归——当归，泽——泽泻，普——厚朴，山——山楂。

【附记】

(1) 方名释：方剂命名法1。

(2) 马齿苋汤（《常用方药类编》近代方）：马齿苋、血见愁各15g，辣蓼3g。功效：清热燥湿，解毒止痢。主治：菌痢肠炎。

353. 尿石一号（《中西医结合治疗急腹症》遵义医学院方）

功效：通淋消石。

主治：气结型尿路结石症。

组成：金钱草一至二两（30~60g），海金沙全草、石韦各一两（30g），木通二钱（6g），车前子五钱（15g）。5味。

【记忆】

（1）歌诀法：

遵义尿石一号方，石韦车前木通襄；
金钱草和海金沙，尿路结石气结良。

（2）联想法：海金石通车。

注：海——海金沙，金——金钱草，石——石韦，通——木通，车——车前子。

【附记】

（1）方名释：方剂命名法9。

（2）尿石二号：金钱草30g，石韦、萹蓄、车前子各15g，瞿麦、栀子各12g，大黄、滑石各9g，木通、甘草梢各6g。治湿热型尿路结石。

354. **胆道排石汤**（《中西医结合治疗急腹症》天津南开医院方）

功效：清热利湿，排石止痛。

主治：胆石症（结石小于1cm者）。

组成：金钱草一两（30g），郁金、茵陈各五钱（15g），枳壳、木香各三钱（9g），生大黄二至三钱（6~9g）。6味。

【记忆】

（1）歌诀法：

天津胆道排石汤，茵陈郁金生大黄；
木香枳壳金钱草，清热利湿止痛强。

（2）联想法：陈将军乡址是玉田。

注：陈——茵陈，乡——木香，址——枳壳，玉——郁金，田——金钱草。

【附记】

（1）方名释：方剂命名法10。

（2）利湿排石汤（《中西医结合治疗急腹症》天津市南开医院方）：金钱草30g，萆薢、海金沙各15g，琥珀2g，石韦、冬葵子、萹蓄、瞿麦、车前子、滑石各9g，甘草6g。功效：清热利湿，通淋化石。主治：输尿管结石。

355. **三金汤**（《常用方药类编》曙光医院方）

功效：利水排石。

主治：泌尿系结石。

组成：金钱草30g，海金沙15g，鸡内金15g，冬葵子10g，石韦10g，瞿麦10g。6味。

【记忆】

（1）歌诀法：

利水排石三金汤，金钱海金内金量；

石韦瞿麦冬葵子，尿路结石用需详。

（2）联想法：石魁卖三金。

注：石——石韦，魁——冬葵子，卖——瞿麦，三金——金钱草、海金沙、鸡内金。

【附记】

（1）方名释：方剂命名法1。

（2）尿路感染方（《常用方药类编》验方）。萹蓄、车前草各15g，蒲公英30g。功效：清热利水。主治：尿路感染。

356. **五汁安中饮**（《内科学》上海中医学院方）

功效：甘寒生津，润燥开结。

主治：噎膈。

组成：韭菜汁、生姜汁、梨汁、藕汁、牛乳适量。5味。

【记忆】

（1）歌诀法：

五汁安中姜梨藕，韭汁牛乳反胃录；

养荣散瘀润燥功，临证辨治莫陈守。

（2）联想法：九江梨藕乳。

注：九——韭菜汁，江——生姜汁，梨——梨汁，藕——藕汁，乳——牛乳。

【附记】

方名释：方剂命名法 8。

357. **桑枝虎杖汤**（《常用方药类编》近代验方）

功效：祛风湿，止疼痛。

主治：风湿痹证，四肢麻木疼痛。

组成：桑枝 12g，虎杖 12g，金雀根 15g，臭梧桐根 15g，红枣四枚。5 味。

【记忆】

（1）歌诀法：

祛湿桑枝虎杖汤，药用桑枝虎杖襄；
臭梧桐根金雀枣，风湿痹证麻木畅。

（2）联想法：去铜雀台找桑杖。

注：铜——臭梧桐根，雀——金雀根，找——红枣，桑——桑枝，杖——虎杖。

【附记】

方名释：方剂命名法 1。

358. **溃疡丸一号**（《中西医结合治疗急腹症》天津南开医院方）

功效：补脾温里。

主治：脾虚型溃疡病。

组成：乌贼骨六钱（18g），吴茱萸、砂仁各五钱（15g），甘草、干姜各四钱（12g），乌药、延胡索各三钱（9g），肉桂一钱（3g）。8 味。

【记忆】

（1）歌诀法：

溃疡一号脾虚方，乌贼乌药吴萸姜；
肉桂砂仁延胡草，补脾温里止痛详。

（2）联想法：姜草乌，索要鲨鱼肉。

注：姜——干姜，草——甘草，乌——乌贼骨，索——延胡索，要——乌药，鲨——砂仁，鱼——茱萸，肉——肉桂。

【附记】

（1）方名释：方剂命名法9。

（2）溃疡丸二号：乌贼骨、甘草、陈皮、瓦楞子各15g，川楝子、白芍各9g，香附6g。治肝郁型溃疡病。

（3）溃疡丸三号：乌贼骨15g，川楝子、元胡、赤芍各9g，桃仁6g，蒲黄3g。治瘀血型溃疡病。

（4）溃疡丸四号：乌贼骨15g，白及、花蕊石、地榆炭、煅牡蛎、煅龙骨各9g。治瘀血型溃疡病出血者。

359. 芩部丹（《常用方药类编》龙华医院方）

功效：清肺活血抗痨。

主治：肺结核潮热咳嗽。

组成：丹参30g，黄芩10g，百部10g。3味。

【记忆】

（1）歌诀法：

清肺抗痨芩部丹，百部黄芩丹参煎；
活血能医肺结核，潮热咳嗽服此安。

（2）简便法：记汤头名。

【附记】

方名释：方剂命名法3。

360. 平喘宁（《常用方药类编》北京中医学院方）

功效：清热理肺平喘。

主治：咳嗽，痰黄，气喘不得卧者。

组成：麻黄（10g），黄柏（10g），白果肉（15g），茶叶、冰糖各适量。5味。

【记忆】

（1）歌诀法：

理肺清热平喘宁，黄柏麻黄冰糖行；
外加茶叶白果肉，痰黄咳嗽气喘灵。

（2）联想法：平喘糖茶，煮黄马肉。

注：糖——冰糖，茶——茶叶，黄——黄柏，马——麻黄，肉——白果肉。

【附记】

方名释：方剂命名法4。

361. **强肝汤一号**（《新医药学杂志》1972.1经验方）

功效：益气活血，滋补肝肾。

主治：慢性肝炎，气血不足，脾肾虚弱，肝郁之证。

组成：黄芪、丹参各五钱至一两（15～30g），郁金、当归、白芍、党参、黄精、泽泻、生地黄、山药、山楂、神曲、茵陈各三至五钱（9～15g），板蓝根三至四钱（9～12g），秦艽二至三钱（6～9g），甘草二至四钱（6～12g）。16味。

【记忆】

（1）歌诀法：

强肝一号归芍神，精芪郁丹泽地秦；
山药茵兰草楂党，脾肾虚弱肝郁灵。

（2）联想法：陈双黄叫白鬼抄兰党，单谢玉帝二山神。

注：陈——茵陈，双黄——黄芪、黄精，叫——秦艽，白——白芍，鬼——当归，抄——甘草，兰——板蓝根，党——党参，单——丹参，谢——泽泻，玉——郁金，帝——生地，二山——山楂、山药，神——神曲。

【附记】

（1）方名释：方剂命名法4。

（2）强肝汤二号：丹参30g，当归、白芍、郁金、党参、茵陈、车前子、白术、茯苓各15g，败酱草、金银花各12g，龙胆草、栀子各9g，香橼、炒莱菔子各12g，甘草9g。治慢性肝炎湿热型。

362. **一厘金**（《北京中药成方选集》方）

功效：清热化瘀，镇惊导滞。

主治：小儿内热，咳喘气促之证；

组成：琥珀、人参、黄连、天竺黄各五钱（15g），大黄、炒白牵牛子各二两（60g），金箔十张。7味。

【记忆】

（1）歌诀法：

清热化痰一厘金，琥珀天竺连人参；
大黄金箔牵牛子，小儿内热咳喘宁。

（2）联想法：皇天大人牛金虎。

注：皇——黄连，天——天竺黄，大——大黄，人——人参，牛——牵牛子，金——金箔，虎——琥珀。

【附记】

方名释：方剂命名法12。

363. **二仙汤**（《中医方剂临床手册》上海中医学院方）

功效：温补肾阳，调理冲任。

主治：更年期综合征，肾阳不足虚火上炎者。

组成：仙茅、淫羊藿各三至五钱（9～15g），当归、巴戟天各三钱（9g），黄柏、知母各一钱半至三钱（4.5～9g）。6味。

【记忆】

（1）歌诀法：

温补肾阳二仙汤，当归仙茅仙灵尝；
黄柏知母巴戟天，肾亏虚火更年康。

（2）联想法：黄母归天会二仙。

注：黄——黄柏，母——知母，归——当归，天——巴戟天，二仙——仙茅、淫羊藿。

【附记】

方名释：方剂命名法1，又名仙茅汤。

364. **九转黄精丹**（《全国中药成药处方集》北京方）

功效：强壮补血。

主治：身体虚弱，面黄纳减。

组成：当归、黄精各三百二十两（9600g），黄酒三百二十两（9600g）浸透，蒸黑为末，蜜为丸，每服三钱（9g）。4味。

【记忆】

（1）歌诀法：

强壮九转黄精丹，当归黄精酒蒸干；
共为粉末蜜丸服，能治虚弱饮食减。

（2）联想法：精蜜酒贵。

注：精——黄精，蜜——蜂蜜，酒——黄酒，贵——当归。

【附记】

方名释：方剂命名法15。

365. **冠心二号**（《新编药物学》经验方）

功效：活血化瘀。

主治：冠心病，心绞痛。

组成：丹参六钱（18g），川芎、红花、赤芍药各三钱（9g），降香二钱（6g）。5味。

【记忆】

（1）歌诀法：

冠心二号经验方，丹芎红花赤芍香；
活血化瘀治胸痹，冠心病人服此良。

（2）联想法：降红药单，有川芎。

注：降——降香，红——红花，药——赤芍药，单——丹参。

【附记】

方名释：方剂命名法9。

366. **驱蛔汤一号**（《中西医结合治疗急腹症》天津南开医院方）

功效：驱蛔止痛。

主治：胆道蛔虫症，早期疼痛为主。

组成：槟榔、使君子各一两（30g），苦楝皮五钱（15g），乌梅五枚（3g），木香四钱（12g），枳壳二钱（6g），川椒、细辛、干姜各一钱（3g），玄明粉三钱（9g）冲服。10味。

【记忆】

（1）歌诀法：

天津南开驱蛔汤，苦楝使君乌梅榔；
椒辛木壳姜明粉，胆道蛔虫早期康。

（2）联想法：姜枝梅哭郎君，去新乡剿匪。

注：姜——干姜，枝——枳壳，梅——乌梅，哭——苦楝皮，郎——槟榔，君——使君子，新——细辛，乡——木香，剿——川椒，匪——玄明粉。

【附记】

（1）方名释：方剂命名法9。

（2）驱蛔汤二号：柴胡、郁金、栀子、木香、枳壳各9g，茵陈、牡蛎各15g，枯矾3g。用于驱除胆道死蛔。

（3）驱蛔汤三号：槟榔30g，使君子，苦楝皮各24g，雷丸、大黄各9g，厚朴、枳壳各12g。用于驱除肠道蛔虫。

367. 十香止痛丸（《天津市中成药规范》方）

功效：舒气解郁，止痛散寒。

主治：气滞胃寒，两胁胀满等证。

组成：香附醋制五斤（2500g），乌药、延胡索醋制、香橼、厚朴姜汁制、五灵脂制、熟大黄各二斤八两（1400g），檀香、生蒲黄、降香、木香、乳香醋制各一斤四两（700g），沉香、零陵香、丁香、排草香、砂仁各五两（250g），高良姜三两（150g）。8味。

【记忆】

（1）歌诀法：

解郁十香止痛丸，沉降檀木乳丁橼；
香附零排良姜仁，蒲灵大黄乌厚元。

（2）联想法：五湖药铺高，大原十乡人。

注：五——五灵脂，湖——延胡索，药——乌药，铺——蒲黄，高——高良姜，大——大黄，厚——厚朴，十乡——沉香、降香、檀香、木香、乳香、丁香、零陵香、排草香、香橼、香附，人——砂仁。

【附记】

方名释：方剂命名法8。

368. **甘遂通结汤**（《中西医结合治疗急腹症》天津南开医院方）

功效：攻水逐饮，活血化瘀。

主治：重型肠梗阻，肠积液多者。

组成：甘遂末二至三分（1g）冲，木香、桃仁、牛膝各三钱（9g），赤芍五钱（15g），厚朴五钱至一两（15～30g），大黄三至八钱（9～24g）后下。7 味。

【记忆】

（1）歌诀法：

攻水甘遂通结汤，牛膝赤芍厚木香；
大黄桃仁甘遂添，活血化瘀功通肠。

（2）联想法：大遂乡赤牛，吃桃脯。

注：大——大黄，遂——甘遂，乡——木香，赤——赤芍，牛——牛膝，桃——桃仁，脯——厚朴。

【附记】

方名释：方剂命名法 5。

369. **八宝治红丹**（《全国中药成药处方集》天津方）

功效：清热化痰止血。

主治：各种衄血，阴虚咳嗽。

组成：铁树叶、大蓟、木通、甘草、香墨各二斤（1000g），鲜荷叶十斤（5000g），侧柏叶、生地炭、荷叶炭、陈皮、丹皮、黄芩、百合各四斤（2000g），棕榈炭一斤（500g），橘络、生地黄各二斤八两（1400g），石斛三斤（1500g），浙贝母一斤八两（900g）为末，炼蜜为丸。18 味。

【记忆】

（1）歌诀法：

八宝治红草木丹，生地荷叶棕榈炭；
橘母芩柏地蓟荷，陈墨百斛铁树全。

（2）联想法：黄石乡陈伯母集百草，铜铁铝铬丹何地探险。

注：黄——黄芩，石——石斛，乡——香墨，陈——陈皮，

伯——侧柏叶，母——浙贝母，集——大蓟，百——百合，草——甘草，铜——木通，铁——铁树叶，铝——棕榈炭，铬——橘络，丹——丹皮，何地探险——荷叶、生地取炭、鲜两种。

【附记】

（1）方名释：方剂命名法6。

（2）耳鸣丸（《北京市中药成方选集》方）：大黄、山萸、茯苓、泽泻各240g，黄连、黄柏、黄芩、栀子、龙胆草、当归、炙龟板、熟地黄、山药各300g，炙五味、芦荟、煅磁石各60g，木香90g，青黛150g，麝香15g，朱砂、代赭石各等分为末。功效：滋阴清热。主治：肾水不足、肝热上升之耳鸣重听。

370. **补肾固冲丸**（《妇产科学》湖北中医学院方）

功效：滋肾补肾，固益冲任。

主治：肾气不足，冲任不固之滑胎。

组成：菟丝子八两（240g），川续断、鹿角霜、巴戟天、杜仲、枸杞子、白术各三两（90g），当归、阿胶、党参各四两（120g），砂仁五枚（15g），大枣去核五枚，熟地五两（150g）。为末，蜜为丸。13味。

【记忆】

（1）歌诀法：

湖北补肾固冲丸，菟丝续断巴戟砂；
杜仲鹿角枸杞子，参术归胶地枣全。

（2）联想法：天地人续终身，早交猪狗兔鹿归。

注：天——巴戟天，地——熟地，人——砂仁，续——川续断，终——杜仲，身——党参，早——大枣，交——阿胶，猪——白术，狗——枸杞，兔——菟丝子，鹿——鹿角霜，归——当归。

【附记】

（1）方名释：方剂命名法4。

（2）三肾丸（《全国中药成药处方集》天津方）：鹿肾、驴肾、狗肾各一具，生黄芪、人参、当归、熟地黄、龟板、茯苓、枸杞子各60g，生白术、生阿胶、山茱萸、制附子、淫羊藿、蒺藜、补骨脂、菟丝子、鱼鳔、杜仲、鹿茸各30g，肉桂24g。功效：滋补腰肾，强阴补阳。主治：腰肾不足，身弱倦怠证。

371. 复元通气汤（《中西医结合治疗骨与关节损伤》经验方）

功效：理气止痛。

主治：损伤气滞作痛。

组成：穿山甲、青皮、茴香、浙贝母、漏芦、白芷、陈皮各三钱（9g），木香、甘草各二钱（6g）。9味。

【记忆】

（1）歌诀法：

理气复元通气汤，山甲青陈木茴香；
白芷漏芦浙贝草，气滞作痛主损伤。

（2）联想法：清晨，白母赶路回家乡。

注：清晨——青皮、陈皮，白——白芷，母——浙贝母，赶——甘草，路——漏芦，回——茴香，家——穿山甲，乡——木香。

【附记】

（1）方名释：方剂命法4。

（2）驳骨丸（《外伤科学》广州中医学院方）：自然铜30g，乳香、没药各15g，土鳖虫9g。功效：活血祛瘀，接骨续筋。主治：跌打损伤骨折。

372. 蛇床子冲洗剂（《常用方药类编》近代方）

功效：杀虫燥湿。

主治：阴道滴虫。

组成：蛇床子12g，苦参30g，黄柏15g，川楝子12g，枸杞根15g，枯矾6g。6味。

【记忆】

（1）歌诀法：

蛇床洗剂外用方，苦参黄柏川楝襄；

枯矾蛇床枸杞根，杀虫燥湿功力强。

（2）联想法：金黄狗，枯蛇身。

注：金——金铃子（川楝子），黄——黄柏，狗——枸杞根，枯——枯矾，蛇——蛇床子，身——苦参。

【附记】

（1）方名释：方剂命名法1。

（2）蛇床子散（《妇产科学》湖北中医学院方）：蛇床子、花椒、明矾、百部、苦参各9～15g。功效：收湿杀虫止痒。主治：阴痒。

373. **雄黄洗剂**（《皮肤病学》中山医学院方）

功效：解毒止痒。

主治：疥疮阴痒证。

组成：雄黄、硼砂各三钱（9g），苦参、川椒、百部各五钱（15g）。5味。

【记忆】

（1）歌诀法：

雄黄洗剂经验方，硼砂苦参雄黄襄；
川椒百部五药煎，疥疮阴痒尽扫光。

（2）联想法：凶杀百花苦。

注：凶——雄黄，杀——硼砂，百——百部，花——花椒，苦——苦参。

【附记】

方名释：方剂命名法1。

374. **疥疮一扫光**（《全国中药成药处方集》天津方）

功效：杀菌消毒。

主治：干疥湿疥脓窠疥。

组成：砒石五分（2g），胡桃仁八钱（24g），水银一钱（3g），大风子肉一两（30g）。4味。

【记忆】

（1）歌诀法：

天津疥疮一扫光，砒石水银桃仁酿；

四味药有大风子，杀菌止痒治疥疮。

（2）联想法：胡适封银。

注：胡——胡桃仁，适——砒石，封——大风子，银——水银。

【附记】

方名释：方剂命名法9。

375. **五虎追风散**（《方剂学》广州中医学院引史全恩家传方）

功效：祛风镇惊。

主治：破伤风。

组成：天南星、天麻各二钱（6g），全蝎、僵蚕各七个（3g），朱砂末5分（2g）。5味。

【记忆】

（1）歌诀法：

镇惊五虎追风散，僵蚕全蝎朱砂拌；

莫忘天麻天南星，破伤风病救急难。

（2）联想法：江南煮麻虫。

注：江——僵蚕，南——天南星，煮——朱砂，麻——天麻，虫——全蝎（全虫）。

【附记】

方名释：方剂名法8。

376. **生肌八宝丹**（《中医伤科学讲义》上海医学院方）

功效：生肌收敛。

主治：疮口不敛。

组成：煅石膏、赤石脂、轻粉各一两（30g），东丹、龙骨、血竭、乳香、没药各三钱（9g）。8味。

【记忆】

（1）歌诀法：

疮疡生肌八宝丹，乳没龙骨石膏煅；

丹血轻粉赤石脂，溃面疮口能收敛。

（2）联想法：东单石龙乡，有止血药粉。

注：东单——东丹，石——石膏，龙——龙骨，香——乳香，止——赤石脂，血——血竭，药——没药，粉——轻粉。

【附记】

（1）方名释：方剂命名法8。

（2）七三丹（《中医外科学讲义》上海中医学院经验方）：熟石膏21g，升丹9g。功效：提脓取腐。主治：流痰，附骨疽，瘰疬等证。

附录一　方剂命名二十法

方剂学中，名目繁多，有一方多名者？有同名异方者，其变换微妙多端，笔者在编写本书中注意了这一点。因为方剂命名，反映了方剂的组成、主治、功效以及加减等特点，对加强理解、记忆方剂有很大帮助，对临床具有一定的指导意义，对今后创立新的方剂命名具有参考价值。故据他人经验将方剂命名归纳出方剂命名二十法如下：

1. 以方的主要药物君药命名。
2. 以基本方及加味药物命名。
3. 以方的全部组成药物命名。
4. 以方的功能及作用大小命名。
5. 以主药及方的功用大小命名。
6. 以形象比喻方的特点及疗效命名。
7. 以合方及用量比例或特殊药物用量命名。
8. 以组方药物总数及主药特点命名。
9. 以方剂治法及所治病证命名。
10. 以方剂所治病证、病位和功效命名。
11. 以方剂出处书名命名。
12. 以方剂的服药时间或剂量比例命名。
13. 以药物新陈特点命名。
14. 以方剂的药物采集时间命名。
15. 以组方药物炮制方法及颜色命名。
16. 以主药别名命名。
17. 强调方的某一特点命名。
18. 以神话或故事传说命名。
19. 以制方者或产地命名。
20. 以五行关系及五脏五色命名。

附录二 古今度量衡换算

一、图表:

表1　　药用衡量折算表

旧市称	公制	市制（定10进位）	公制
1斤	500克	1斤	500克
1两	31.25克	1两	50克
1钱	3.125克	1钱	5克
1分	0.3125克	1分	0.5克

广州市药品检验所《农村中草药制剂技术》（1971年12月第一版）

表2　　度量衡对照表

<table>
<tr><th colspan="2">朝代</th><th>一升合市斤</th><th>一升合毫升数</th><th>一斤合市两</th><th>一两合市两</th><th>一两合克</th></tr>
<tr><td colspan="2">周</td><td>0.1937</td><td>193.7</td><td>7.32</td><td>0.46</td><td>14.18</td></tr>
<tr><td colspan="2">秦</td><td>0.3425</td><td>342.5</td><td>8.26</td><td>0.52</td><td>16.14</td></tr>
<tr><td colspan="2">西汉</td><td>0.3425</td><td>342.5</td><td>8.26</td><td>0.52</td><td>16.14</td></tr>
<tr><td colspan="2">东汉</td><td>0.1981</td><td>198.1</td><td>7.13</td><td>0.45</td><td>13.92</td></tr>
<tr><td colspan="2">魏</td><td>0.2023</td><td>202.3</td><td>7.13</td><td>0.45</td><td>13.92</td></tr>
<tr><td colspan="2">晋</td><td>0.2023</td><td>202.3</td><td>7.13</td><td>0.45</td><td>13.92</td></tr>
<tr><td rowspan="4">南朝</td><td>南宋</td><td></td><td></td><td></td><td></td><td></td></tr>
<tr><td>南齐</td><td>0.2972</td><td>297.2</td><td>10.69</td><td>0.67</td><td>20.88</td></tr>
<tr><td>梁</td><td>0.1981</td><td>198.1</td><td>7.13</td><td>0.45</td><td>13.92</td></tr>
<tr><td>陈</td><td>0.1981</td><td>198.1</td><td>7.13</td><td>0.45</td><td>13.92</td></tr>
</table>

续表

朝代		一升合市斤	一升合毫升数	一斤合市两	一两合市两	一两合克
北朝	北魏	0.3963	396.3	7.13	0.45	13.92
	北齐	0.3963	396.3	14.25	0.89	27.84
	北周	0.2105	210.5	8.02	0.50	15.66
隋	(开皇)	0.5944	594.4	21.38	1.34	41.76
	(大业)	0.1981	198.1	7.13	0.45	13.92
唐		0.5944	594.4	19.1	1.19	37.30
五代		0.5944	594.4	19.1	1.19	37.30
宋		0.6641	664.1	19.1	1.19	37.30
元		0.9488	948.8	19.1	1.19	37.30
明		1.0737	1073.7	19.1	1.19	37.30
清		1.0355	1035.5	19.1	1.19	37.30

吴承洛《中国度量衡史》（修订本）

二、文献摘录：

关于古代医家用药剂量问题，据《古今图书集成》记载：唐时权量是大小并用，太史太常太医用古。又据《唐六典》论述：晋唐之间的秤，虽相当于汉秤的三分之一，但晋唐医书中的用药量仍与汉代同，因唐秤有大小两制，小秤与汉秤相同，只限用于“合汤药”等。《晋书·律历志》并指出它的原因是“医方人命之急，而称两不与古同，为害特重。”

关于医方用药量的进制法，宋代《致和经史证类备用本草》曾引《本草经集注》指出：“古秤唯有铢两，而无分名，今则以十黍为一铢，六铢为一分，四分为一两，十六两为一斤。”又据文献记载：唐代将铜钱一枚的重量作为衡的单位称为一钱，代替了以铢为单位的旧制。明代《本草纲目》指出：“古之一升即今之二合半也。量之所起为圭，四圭为撮，十撮为勺，十勺为合，十合为升，十升为斗，五斗曰斛，二斛曰石。”另有一些古代的“量”数，在阅读古医书时常能见到的有：

方寸匕　古代量取药末的器具名。其形状如刀匕，大小为一寸正方，故名。一方寸匕约等于现代的2.74毫升，盛金石药末约为2克，草木药末为1克左右。

钱匕　古代量取药末的器具。用汉代的五铢钱币量取药末至不散落者为一钱匕；用五铢钱币量取药末至半边者为半钱匕；钱五匕者，是指药末盖满五铢钱边的“五”字至不落为度。一钱匕约今五分六厘，合2克；半钱匕约今2分八厘，合1克；钱五匕约为一钱匕的1/4，约今一分四厘，合0.6克。

刀圭　（1）指古代的一种量药末的器具。形如刀圭的圭角，一端是尖形，中部略凹陷，一刀圭约等于一方寸匕的1/10。（2）古代对于医术的一种别称。

自1979年起，我国中医处方用药计算单位，一律采用以“克”为单位的公制。

另外，在一些方书中或在民间用药时，对某些药性平和无毒的药物的数量，并不应用度量衡的单位，而仅用一些估计性的称谓，例如葱一把，姜三片等，在实际用量上往往出入较大，现也分别列举如下：

枚　为果实计数的单位，随品种不同，亦各有其标准，例如大枣十二枚，则可选较大者为一枚之标准。

束　为草本及蔓茎类植物的标准，以拳尽量握之，切去其两端超出部分称为一束。

片　将物切开之意，如生姜一片，约计一钱为准。

摘自《中医大辞典·方剂分册》（1983年5月第一版）

方 剂 索 引

一 画

二 画

三 画

四　画

五 画

六　画

七 画

八　画

九　画

十 画

十一画

十二画

十三画

十四画

十五画

十六画

十七画以上